ARRACHEMENTS

DANS LES

ÉTABLISSEMENTS INDUSTRIELS

PAR

LE D^r F_R. GUERMONPREZ,

Membre de la Société des Sciences médicales de Lille,
Membre correspondant de la Société de Thérapeutique de Paris,
des Sociétés de Médecine de Bordeaux, Lyon, Strasbourg et Toulouse,
et de l'Académie de Médecine et de Pharmacie de Barcelone.

AVEC FIGURES.

PARIS,

G. MASSON, ÉDITEUR,

120, boulevard St-Germain.

LILLE,

L. QUARRÉ, ÉDITEUR,

Grande-Place, 64.

1884.

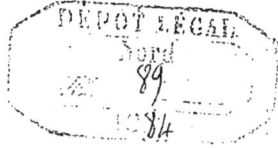

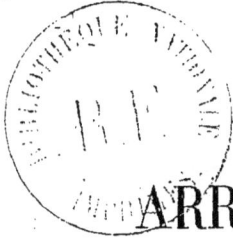

ARRACHEMENTS

DANS LES

ÉTABLISSEMENTS INDUSTRIELS.

DU MÊME AUTEUR

Plaies par éclatement des doigts (*Journal des Sciences médicales de Lille*, *Bull. gén. de Thérap. méd. et chir.*, 1881, et *Gaz. des hôp.*, 10 nov. 1881).

Plaies par usure de la main et des doigts (*Journal des Sc. méd. de Lille* et *Thérap. contemp.*, 1881).

Plaie par arrachement du pouce (*Journal des Sc. méd. de Lille*).

Doigtier métallique pour le traitement des plaies des doigts (*Ibidem* et *Soc. de Chir. de Paris*, 31 déc. 1879).

Corps étrangers spéciaux aux ouvriers de la métallurgie (*Revue médicale de Toulouse*, nov. et déc. 1882, *Bull. gén. de Thérapeutique* et *Journal des Sc. méd. de Lille*, 1883).

Étude sur les plaies déterminées par les peignes de filature (*Société de Médecine et de Chirurgie de Bordeaux*).

— Le même, traduit en espagnol par le Docteur F. Curòs Alcantara (*Encyclopedia medico-pharmaceùtica* de Barcelone, février 1884).

Plaie de l'avant-bras produite par une machine à percer ; fracture des deux os avec issue de l'un des fragments ; guérison (*Gaz. des hôp.*, 5 sept. 1882, et *J. des Sc. méd. de Lille*).

Étude sur les plaies des ouvriers en bois (*Comm. à la Société de Chirurgie de Paris*, 1883, et *Journal des Sciences médicales de Lille*, 1883).

— Le même, traduit en italien par le Docteur M. Venturoli (*Scienza italiana* de Bologne, janvier et février 1884).

— Le même, traduit en espagnol (*El Sentido catòlico en las ciencias medicas* de Barcelone, février et mars 1884).

Plaies, mutilations et autres altérations des doigts et de la main après des coups d'engrenage ; leurs conséquences professionnelles.

Sur le pronostic des mutilations de la main (*Lecture faite à la Société de Chirurgie de Paris*, 16 janvier 1884).

Note sur les conséquences d'une plaie par peigne de filature (*Journal des Sc. méd. de Lille*).

Fracture de la colonne vertébrale ; réduction des fragments déplacés ; retour immédiat de la sensibilité et de la motilité ; guérison. (*Bull. méd. du Nord*, 1873, p. 61, et *Gaz. des hôp.* 15-17 avril 1873.)

Manœuvres de réduction appliquées à un cas de traumatisme du rachis (*Ibidem*, 22 févr. 1882. *Union méd.* 1882).

Lésions tardives après un cas de traumatisme du rachis ; luxation spontanée de la rotule en dehors ; plaie ulcéreuse spéciale sous l'ischion. (*Lecture faite à la Société de Chirurgie de Paris*, 29 nov. 1882, et *Journal des Sc. méd. de Lille*, 1883.)

Médecine des chemins de fer. — Côté médico-légal de l'affaire du chauffeur E...... contre l'Etat belge (*Lille*, 1880).

Idem. — Simulation des douleurs d'origine traumatique ; diagnostic par les courants induits et interrompus (*Journal des Sc. méd. de Lille* et *Gaz des hôp.*, 10-13 sept. 1881).

Idem. — Troubles nerveux consécutifs à une fracture du crâne, etc., par accident de chemin de fer ; émissions sanguines répétées ; guérison. (*Lecture à la Société de Chirurgie de Paris*, 5 oct. 1881, et *Journal des Sc. méd. de Lille*, 1883.)

ARRACHEMENTS

DANS LES

ÉTABLISSEMENTS INDUSTRIELS

PAR

LE Dʳ Fʀ. GUERMONPREZ,

Membre de la Société des Sciences médicales de Lille,
Membre correspondant de la Société de Thérapeutique de Paris,
des Sociétés de Médecine de Bordeaux, Lyon, Strasbourg et Toulouse,
et de l'Académie de Médecine et de Pharmacie de Barcelone.

AVEC FIGURES.

PARIS,
G. MASSON, ÉDITEUR,
120, boulevard St-Germain.

LILLE,
L. QUARRÉ, ÉDITEUR,
Grande-Place, 64.

1884.

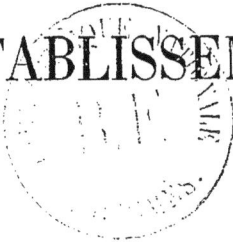

ARRACHEMENTS

DANS LES

ÉTABLISSEMENTS INDUSTRIELS.

I.

On désigne sous le nom de plaies par arrachement les solutions de continuité, qui résultent de l'avulsion d'une partie du corps produite par une traction violente (J. Rochard). Laissons aux auteurs de pathologie le soin de faire la distinction très juste entre les plaies *avec* arrachement et les véritables « plaies par arrachement ».

Dans les établissements industriels, plus d'une circonstance présente le mécanisme nécessaire pour l'arrachement d'un doigt. « C'est, dit M. le Dr Couëtoux (1), un engrenage, qui entraîne le membre atteint dans un mouvement de rotation rapide ; ce sont des courroies, des arbres de transmission, qui ne lâchent pas fàcilement leur proie ; c'est un crochet, un nœud coulant, une corde, desquels un ou plusieurs doigts ne peuvent se dégager à temps, au moment d'une chute ou d'une traction violente. »

---

(1) Dr René Couëtoux. *Des plaies contuses de la main et des doigts et de leur traitement par la méthode antiseptique.* Lille, 1881, p. 47.

S'il faut en croire Ambr. Tardieu, on aurait souvent l'occasion de rencontrer, dans la pratique de la médecine légale, les « blessures par arrachement » faites par des coups de crocs ou de crochets, par des engrenages mécaniques, etc. (1).

M. J. Rochard ne partage pas ce jugement. Il trouve que les plaies par arrachement ne sont pas fréquentes, que les mêmes observations se retrouvent partout et il donne les chiffres de son relevé (2).

M. Lallement n'a d'ailleurs publié dans sa thèse qu'onze observations (3), y compris celles du mémoire de Morand à l'Académie royale de chirurgie (4).

---

(1) A. Tardieu. *Étude médico-légale sur les blessures*. Paris, 1879, p. 19.

(2) Arrachements de doigts, 23 observations ; de la main, 4 ; de l'épaule, 3 ; de l'avant-bras, une seule. — Cf. J. Rochart, art. PLAIES du *Nouveau Dict. de Méd. et de Chir. prat.* Paris, 1880, XXVIII, 112.

(3) L.-Alf. Lallement. *Des plaies par arrachement du pouce*, thèse n° 117. Paris, 1880.

(4) Cf. édition primitive, Paris, 1749, tome II : observation de Recolin, p. 82 ; observations de Morand, p. 88 et suiv.

II.

Quoi qu'il en soit de leur fréquence, les causes d'arrachement des doigts agissent toutes d'après le même mécanisme. Une violente traction s'opère sur une extrémité ; le corps résiste soit par son poids, soit par un effort du blessé ; et la déchirure s'opère à une distance plus ou moins grande du point où la force a été appliquée.

Le plus souvent, écrit M. J. Rochard, cette force est celle d'une machine, dans les engrenages ou dans la courroie de laquelle une partie du corps s'est engagée.

Nos observations ne sauraient venir à l'appui de cette appréciation du savant inspecteur-général du corps de santé de la marine.

Au sujet des coups d'engrenages, il est remarquable que pas un fait de ce genre ne se trouve dans la thèse de M. Lallement. Le fait suivant est bien de la série des coups d'engrenages ; mais il se rapporte à un arrachement très incomplet que beaucoup de chirurgiens classeraient en dehors des véritables plaies par arrachement. (1).

---

(1) Cf. thèse de M. Couëtoux, pp. 54-55.

Obs. I (recueillie par M. le Docteur Martin ; résumée). — Le peintre A. D., 45 ans, a la main prise dans un engrenage en faisant la manœuvre d'une grue. On trouve un arrachement incomplet de la phalange unguéale du médius, avec fracture de la phalange méta-carpienne et ouverture de l'articulation sous-jacente. Le pansement de Lister a été seul employé. La conservation a pu être obtenue d'une manière satisfaisante. Aucune partie du membre n'est perdue.

Une seule fois, nous avons observé après un coup d'engre-nage des plaies contuses avec perte d'une partie des doigts, l'un des doigts ayant été arraché avec une partie des tendons.

Obs. II. — Le tourneur B...... Nicolas, place inconsidérément la main près d'un engrenage de son tour, au moment ou il déclenche sa machine-outil pour la mettre en marche. Se sentant saisi, il retire brusquement et très énergiquement la main et se présente à la con-sultation.

Les médius et annulaire présentent des plaies contuses et des plaies par glissement, dont la guérison ne présente aucun incident notable. L'auriculaire n'existe plus ; la description faite par les témoins indique nettement l'arrachement de ce doigt avec un ou plusieurs tendons. La plaie présente bien des caractères correspon-dants et la sensibilité des gaînes palmaires dès la moindre pression indique la probabilité de la perte d'un tendon fléchisseur. Afin de trouver assez de peau pour recouvrir les parties cruentées, il est pratiqué successivement la désarticulation d'un reste de la phalange métacarpienne de l'auriculaire, et ensuite l'amputation d'une partie de la phalange moyenne de l'annulaire.

La guérison est obtenue sans incident important à signaler. (Pansement de Lister).

Ce fait suffirait au besoin pour justifier la possibilité du mécanisme indiqué par M. J. Rochard.

M. le Docteur Benoit, de la Madeleine-lez-Lille, nous rapporte avoir observé un fait analogue, sans en rédiger l'observation. M. le Docteur Vincent, d'Armentières, en a connu plusieurs.

Au sujet de la courroie, — qui donne d'ailleurs de moins en moins d'accidents, — nous avons le même regret de ne pouvoir confirmer sans réserves l'appréciation de M. J. Rochard.

Autant sont classiques les décollements, les plaies par glissement dans ces circonstances, autant sont exceptionnelles les plaies par arrachement. Celles-ci ne sont cependant pas impossibles, témoin le fait suivant, qui est encore un cas d'arrachement incomplet (1).

OBS. III (publiée par M. F. Leprévost, externe des hôpitaux de Paris). — Le nommé G. S...., âgé de 32 ans, employé dans une scierie mécanique de la rue Bichat, se présente à l'hôpital Saint-Louis, service de M.. le Dr Péan, le 21 juin 1879. Cet homme raconte qu'ayant imprudemment appuyé la main droite sur une courroie sans fin, son pouce se trouva pris entre la courroie et la roue qu'elle mettait en mouvement et qui tournait lentement. Il fit alors un mouvement brusque en arrière et réussit par un effort énergique à dégager son pouce. Il ne ressentit à ce moment qu'une douleur légère et peu en rapport avec la blessure produite au doigt par sa compression entre la roue et la courroie.

Le pouce était arraché au niveau de l'extrémité inférieure de la première phalange, un peu au-dessus de l'articulation des phalanges entre elles. La surface de la plaie est nette, régulière, et obliquement taillée aux dépens de la face palmaire. Les bords de la plaie et la section de l'os sont très réguliers. La peau de la face antéro-externe est un peu déchiquetée, mais le tégument de la face dorsale a résisté et un pont cutané large d'un centimètre environ, relie au moignon la portion divisée du pouce. Le tendon du long extenseur est respecté, celui du muscle long fléchisseur n'est pas détaché à son extrémité inférieure et déborde la surface de la plaie de 5 ou 6 centimètres. Il n'a pas entièrement quitté la gaîne, mais une légère traction suffit pour l'amener complètement au dehors. On voit alors que ce tendon a été arraché dans toute sa longueur. A son extrémité supérieure sont appendues des fibres musculaires rompues à une

_____

(1) *Thèse* de M. L.-Alf. Lallement, p. 48.

hauteur inégale, mais qui ne présentent pas plus de 4 centimètres dans leur plus grande longueur. Tout à fait à l'extrémité du tendon, on remarque une petite surface dépourvue de fibres charnues. Il paraît y avoir eu là un décollement partiel.

Dix minutes environ se sont écoulées depuis le moment d l'accident ; le blessé très pâle, souffre peu. Il a perdu peu de sang, assez cependant pour que le mouchoir, dont il a entouré son pouce, soit entièrement mouillé.

La plaie est lavée avec de l'eau phéniquée, puis les deux surfaces de la solution de continuité sont exactement appliquées l'une à l'autre, après une section préalable de la portion flottante du tendon fléchisseur. A la face palmaire du pouce, il reste une petite étendue de la plaie qui ne peut être recouverte avec le lambeau cutané de la portion divisée. La juxta-position est maintenue avec quelques bandelettes de diachylon et le pouce, entouré de gaze phéniquée, est fixé sur une attelle. La main est ensuite entourée d'une épaisse couche d'ouate. Le malade, malgré de vives instances, ne veut pas rester à l'hôpital, et regagne à pied son domicile.

Le 25. Le malade revient se faire panser ; il a eu un peu de fièvre, et a ressenti dans le pouce et à la partie antérieure de l'avant-bras, des douleurs assez vives, qui l'ont empêché de dormir. La nuit dernière a été meilleure et les douleurs ont complètement cessé.

La portion divisée adhère au moignon et présente une chaleur normale. Au niveau de la partie non recouverte, et sur les lèvres de la plaie, on trouve un peu de suppuration. En pressant sur le trajet du long fléchisseur, on détermine un peu de douleur, mais cette région n'est le siège d'aucun gonflement.

Le malade revient à l'hôpital tous les deux jours, et on le panse de la même manière.

La cicatrisation a marché assez rapidement, excepté cependant au niveau de la partie exposée de la plaie, dont la suppuration a retardé la guérison du malade ; celle-ci a été complète au bout de six semaines environ.

La face palmaire de l'extrémité du pouce a recouvré sa sensibilité. Le malade a repris ses travaux, mais au bout de quelques jours il se présente de nouveau, demandant qu'on lui ampute le pouce, devenu pour lui une occasion de gêne et de douleur.

Le pouce, en effet, est dans l'extension la plus complète, l'articulation phalango-phalangettienne est ankylosée. Tout mouvement volontaire est impossible, et le malade ne peut saisir aucun objet. De plus la cicatrice est un peu douloureuse. On engage le malade à patienter et à s'exercer à saisir les objets.

Quinze jours plus tard il revient à l'hôpital; la préhension est déjà plus facile, mais il reste encore une grande inhabileté. Depuis cette époque, nous n'avons plus revu le malade, qui, à force d'exercice, a recouvré probablement, en partie, l'usage de sa main.

De ce fait, nous ne pouvons rapprocher qu'une seule observation, celle que M. A. Massé a communiquée à la *Société clinique de Paris*, et sur laquelle nous reviendrons (1).

Nous ne saurions donc admettre que la cause des plaies par arrachement soit « le plus souvent » un coup d'engrenage ou un entraînement de courroie.

Bien des mécanismes peuvent se rencontrer.

L'une des observations d'Huguier rappelle singulièrement le coup de dent du cheval qui mord, ainsi que le décrit ailleurs le même chirurgien (2), comme l'avaient fait antérieurement Jobert de Lamballe à l'Académie de médecine (31 juillet 1855), Debrou, d'Orléans, à la Société de Chirurgie (26 mai 1852), et Nélaton à la même Société (9 juin 1852).

OBS. IV (*Gazette des Hôpitaux*, 25 novembre 1854, p. 555). — Le serrurier Pierlot Félix, 15 ans, entre le 27 octobre à l'hôpital Beaujon. L'extrémité de son doigt ayant été prise entre deux plaques de fer, qui se rapprochaient fortement, il a exercé une traction désespérée, en prenant point d'appui par le thorax. La phalangette s'est séparée dans son article et a entraîné deux décimètres du tendon avec un peu de tissu musculaire du fléchisseur profond de l'annulaire.

Dans la plaie terminale du doigt, la deuxième phalange fait saillie.

---

(1) *Union médicale* du 10 août 1878, p. 205.
(2) Mémoire d'Huguier. *Arch. gén. de méd.*, 1874.

On désarticule cette phalangine sans toucher aux téguments, et la plaie est rapprochée par des bandelettes.

Il n'y a eu ni douleur, ni tuméfaction quelconque sur le trajet du tendon arraché.

Obs. V. — M. Looten présente la troisième phalange d'un index auquel adhère une portion du tendon fléchisseur propre ; la longueur de ce tendon est de 30 centimètres.

Il y a trois mois, le nommé N...., ajusteur dans une fonderie de Fives, eut l'index de la main gauche pris entre une immense plaque de tôle et la charpente d'un de ces petits wagons roulant sur rails, destinés à faciliter les transports dans les usines et les filatures.

Dans le mouvement de rétraction qu'il fit pour retirer son doigt, la troisième phalange de l'index se sépara de la deuxième, emportant avec un tendon d'une longueur de 30 centimètres environ. Ce tendon ne peut être que le fléchisseur propre de l'index.

Au moment de l'accident, le malade se trouvait dans un état général grave et fut immédiatement transporté à l'hôpital. Il fut placé dans le service de M. Morisson, qui m'a chargé de vous présenter cette pièce.

La guérison se fit pour ainsi dire par première intention et sans aucune espèce de complication (1).

Ici se place le fait publié par M. Reinvillier, de Paris, dans un mémoire adressé à la *Société de médecine de Marseille*, et dont nous donnons seulement le résumé.

Obs. VI (*Journal de médecine et de chirurgie pratiques*, janvier 1866, XXXVII, 26). — Dans l'imprimerie Chaix, le conducteur de mécanique Achard, voulant rattraper une feuille de papier mal engagée, eut l'extrémité du médius de la main droite prise entre deux cylindres horizontaux. Ainsi saisi, le doigt était attiré de plus en plus et la main menaçait d'y passer. A cet instant critique, Achard réussit, par un violent effort, à arracher le doigt, qui, l'écra-

---

(1) *Société centr. de Méd. du départ. du Nord*, séance du 28 avril 1876, et *Bull. méd. du Nord*, 1876, p. 120.

sement aidant, fut séparé dans l'articulation formée par la première et la seconde phalange, laissant avec la portion détachée, le tendon du fléchisseur profond, lequel mesurait trente-cinq centimètres (1). Cette bande nacrée présentait, sur ses bords latéraux, dans plus de la moitié de sa longueur et du côté de son extrémité supérieure, de nombreuses insertions musculaires très courtes, qui donnaient au tendon l'aspect penniforme.

Or, chose singulière, si cette pièce n'eût pas été retrouvée et rapportée, le lendemain de l'accident, à M. Reinvillier, ce chirurgien n'eût pas même soupçonné une lésion aussi importante. Le malade souffrait peu.

Il ne s'écoulait pas de sang.

On se borna à régulariser la peau et à réunir aussi exactement que possible les lèvres de la plaie.

Au bout de huit jours, le blessé pouvait assister à une revue de la garde nationale.

Quatre semaines après, sa guérison était complète ; ce que l'auteur de l'observation attribue à la promptitude et à l'exactitude, avec lesquelles la plaie extérieure a été formée et la plaie interne mise par suite de cette occlusion à l'abri du contact de l'air. (Dr H. Chaillou.)

Il faut le reconnaître toutefois, les faits de ce genre sont rares.

---

(1) La presse à imprimer ne fait pas nécessairement une plaie par arrachement. En voici la preuve :

Le 31 octobre 1883, un enfant de 12 ans, de La Madeleine-lez-Lille, veut retirer une feuille de papier tombée sous le rouleau de bois d'une presse à imprimer. Au lieu de le faire après avoir arrêté la machine, il le fait pendant la marche. La main droite se prend dans l'une des cordes, est entraînée entre le cylindre de bois et celui de fer ; le poignet et l'avant-bras suivent jusqu'au coude : à ce moment la machine s'arrête spontanément.

Il en résulte une contusion de la face dorsale des deux derniers métacarpiens, avec bosse sanguine assez étendue ; — une contusion avec excoriations superficielles de l'avant-bras et du bras, avec excoriations des téguments sur une grande étendue à ce niveau. (*Une sangsue* sur la bosse sanguine, — *quatre* au pli du bras). — Le soir, la bosse sanguine est disparue. La contusion du pli du coude est un peu plus sensible. Les mouvements sont encore complets, mais notablement plus pénibles que la veille.

Dès le 3e jour, les mouvements sont plus libres et la tuméfaction diminuée.

La guérison est obtenue complète et définitive vers le 10e jour.

III.

Ce qui nous paraît une *cause plus ordinaire*, « c'est un nœud coulant, une corde, qui s'enroule autour d'un membre, l'entraîne et l'arrache, alors que le corps, arrêté par un obstacle, (ou retiré par un effort) ne peut plus suivre le mouvement (1). »

Nous dirons pour exprimer plus complètement notre pensée qu'il en est bien souvent ainsi en dehors des milieux industriels (2).

Dans les usines, le mécanisme rappelle bien mieux l'observation de M. le Docteur Notta, (de Lisieux). La partie de membre, enlevée par arrachement, est fixée entre une corde et une pièce plus ou moins épaisse, comme un tronc

---

(1) *Dict.* de Jaccoud, XXVIII, 113.

(2) En chirurgie d'armée, c'est un fait un peu banal. « Les gens qui conduisent des chevaux ont souvent les doigts arrachés par la bride de l'animal, lorsque celui-ci fait un écart brusque. Le baron Dominique-Jean Larrey a, le premier, signalé la fréquence de cette blessure chez les cavaliers qui entortillent le bridon autour de leurs doigts, lorsqu'ils mènent leurs chevaux à l'abreuvoir. »

J. Rochart le remarque judicieusement : c'est par un mécanisme analogue que fut emporté le bras de Samuel Wood, le meunier, dont l'observation, publiée en 1738 dans les *Philosophical Transactions*, a été reproduite depuis par tous les auteurs. (v. p. 148).

Le même chirurgien connaît quelques exemples d'arrachement du pied produit par le même mécanisme à bord des navires. C'est ordinairement dans la manœuvre de jeter l'ancre ou d'amener les huniers, que le pied est emporté.

On a vu plus haut le coup du cheval, qui mord un doigt et relève aussitôt et brusquement la tête. (Obs. de Pierre de Marchetis ; obs. de Crampagna, premier chirurgien de l'Électeur de Cologne ; obs. du Dr Lesueur, de Vimoutiers ; etc.)

d'arbre : voilà la condition préalable, la fixation très solide, aussi solide que dans un nœud coulant, ou entre les mâchoires d'un cheval qui mord. Une violente traction opère ensuite l'arrachement. — Elle est due soit à l'homme lui-même (1), comme il arrive aux ouvriers qui, se sentant pris par des dents d'engrenages, retirent vivement et énergiquement la partie de membre engagée.— Elle est due à l'entraînement de la corde, comme on le voit dans le cas de Derrecagaix.—Elle est due, plus souvent encore peut-être, à l'entraînement de l'arbre lui-même, ou du moins à l'entraînement simultané de l'arbre et de la corde, ou mieux des pièces de machines faisant office d'arbre et de corde, ainsi qu'on le verra plus loin.

A l'appui de cette interprétation, nous pourrions citer l'observation de Deguise (2), au sujet d'un homme occupé à décharger des sacs de blé, et dont l'extrémité du pouce fut prise entre le sac et la corde et tout aussitôt violemment arrachée avec les tendons des muscles fléchisseurs et grand extenseur. Mais nous préférons nous borner à reproduire le fait suivant.

OBS. VII (Derrecagaix. *Journal de Desault*, t. II. p. 373). — Le 15 décembre 1791, Toussaint-Dufour, garçon meunier, âgé 18 ans, aidant à monter un sac de farine très pesant, engagea, entre la corde et la poulie de fer, le pouce de la main gauche, dont la dernière phalange et l'extrémité articulaire de la première furent arrachées avec les tendons et une portion des fibres charnues des muscles longs extenseur et fléchisseur et toute la peau qui recouvre l'éminence thénar, le premier os du métacarpe et l'intervalle du premier au second doigt. Ce malade vint à l'Hôtel-Dieu deux heures après l'accident sans presque avoir perdu de sang. Il n'éprouvait qu'une douleur légère le long du trajet des muscles arrachés, où se manifestait un peu de gonflement.

---

(1) Dans l'observation de M. Notta , le pouce d'un bouvier étant pris entre la corde et un tronc d'arbre, l'homme se met à courir pour saisir la vache qui s'enfuit. (*Année médicale du Calvados*, 1876, n° 2.)

(2) *Journal de Desault*, III, 376.

On le pansa d'une manière fort simple, en couvrant la plaie de charpie brute, et tout l'avant-bras de compresses épaisses, contenues par un bandage modérément serré. On arrosa cet appareil d'eau végéto-minérale et on plaça la main sur un oreiller.

Le malade fut mis à la diète.

Ce blessé dormit une partie de la nuit. Le lendemain, il éprouvait par intervalles quelques élancements au poignet et le long de la partie postérieure et antérieure de l'avant-bras. On appliqua sur le trajet des muscles arrachés deux compresses graduées sur lesquelles on fit un bandage roulé. La douleur fut bientôt dissipée ; le gonflement disparut le troisième jour.

Le 4e jour, la suppuration commençait à s'établir; on permit dès lors quelques aliments solides.

Le 6e jour, la bouche devint amère et la langue chargée ; bien qu'il n'y eût ni fièvre, ni douleur, on donna au malade un grain d'émétique.

Quatre jours après, la première phalange du pouce était recouverte de bourgeons charnus.

Le 12e jour, la plaie fut simplement pansée avec de la charpie sèche. A cette époque une grande partie de l'éminence thénar était recouverte par la peau ; la cicatrice fit ensuite des progrès si rapides, que, le 36e jour, il ne restait plus à découvert que l'extrémité de la première phalange du pouce, dont une portion s'était exfoliée.

A ce moment, apparut à la partie antéro-inférieure de l'avant-bras une petite dartre, que l'on combattit par des lotions avec une solution de sublimé corrosif; la cicatrisation ne s'acheva qu'après la guérison de la dartre, c'est-à-dire vers la fin du 3e mois.

Chassaignac a présenté à la *Société de Chirurgie* la pièce provenant d'un accident analogue (séance du 8 mars 1854.)

Obs. VIII (*Gaz. des Hôpitaux*, 21 mars 1854).—Une poulie, mise en mouvement par une force de deux chevaux et faisant soixante tours à la minute, laisse échapper de l'intérieur de sa gorge la corde qu'elle renfermait. Un ouvrier cherche à replacer cette corde dans sa position première, la poulie tournant toujours. Mais, au moment où cette manœuvre s'accomplit, le doigt indicateur de la main droite se trouve saisi entre la poulie et la corde et il est entraîné avec la rapidité que suppose le mouvement, dont nous avons parlé.

La première phalange de l'indicateur est fracturée à un centimètre et demi de l'articulation métacarpo-phalangienne. Les chairs sont divisées comme par un instrument tranchant ; mais les tendons résistent et ne sont arrachés qu'à une certaine profondeur dans le corps de l'avant-bras.

Le malade est amené à l'hôpital Saint-Antoine, après avoir subi la désarticulation de la phalange, qui tenait encore à l'articulation métacarpo-phalangienne.

Le seul accident qui ait eu lieu a consisté en *un abcès de l'éminence thénar*, abcès qui a été ouvert et qui s'est parfaitement guéri.

La pièce présente les trois tendons, l'extenseur et les deux fléchisseurs, le superficiel et le profond. Le tendon extenseur est arraché dans une étendue de trois travers de doigt ; le tendon du fléchisseur superficiel présente une longueur plus considérable. Quant au tendon du fléchisseur profond, il offre une longueur de dix à douze travers de doigt, avec arrachement d'une portion assez considérable des fibres charnues du fléchisseur profond.

Nous n'insisterons pas sur les particularités, qui rendaient pour Chassaignac cette observation plus curieuse qu'aucune de celles connues antérieurement, et cela à raison de la grande étendue, dans laquelle a eu lieu l'arrachement du tendon et des fibres charnues, et aussi à raison de la conservation simultanée de trois tendons à la fois sur la même pièce.

Retenons-en surtout le mode d'arrachement.

C'est par un mécanisme singulièrement analogue, que nous avons observé un cas d'arrachement partiel du pouce par un tour à essieux de roues.

OBS. IX. — *Arrachement de la phalange unguéale du pouce droit avec tout le tendon du long fléchisseur.* — *Complications au début.* — *Guérison.* — Le 6 novembre 1880, le manœuvre G.. Achille, 19 ans, demeurant à Ronchin, installe un essieu de wagon dans un tour à essieux. Au moment où il achève de disposer la corde enroulée en spirale autour de cet essieu, brusquement, un autre ouvrier met inconsidérément la machine-outil en marche : le manœuvre G.. se sent pris ; et, tout aussitôt, il voit suspendu à la machine un long

2

cordon blanc et , au bout de ce cordon, une partie de son pouce, qui est restée entre la corde et l'essieu.

Il affirme n'avoir éprouvé aucune douleur immédiate ; il assure, de la même manière, n'avoir exercé aucune traction : la machine-outil a donc fait l'arrachement.

Après un premier moment de stupéfaction, le blessé éprouve une douleur, non pas dans le pouce, mais bien dans presque tout l'avant-bras. Cette douleur n'est pas plus localisée à la face antérieure qu'à la face postérieure ; elle paraît se calmer par l'action de la marche.

La portion arrachée du pouce se trouve extrêmement aplatie , tant sur la face palmaire que sur la face dorsale ; l'ongle n'est nullement décollé. La peau et le tissu graisseux ne présentent aucune modification notable. L'os est peut-être aplati et il est certainement fracturé , laissant dans le moignon les parties internes et externes de la surface articulaire. Le tendon arraché est très adhérent à la face palmaire de cette phalange unguéale. Ce tendon , à peine taché de sang, n'a pas été lavé ; il présente dans sa partie supérieure , des irrégularités sur ses deux faces et surtout sur ses bords ; on n'y peut trouver aucun fragment musculaire à l'œil nu. Une demi-heure après l'accident, la longueur totale du tendon dépasse vingt-trois centimètres ; après une macération de six jours

Fig. 1. (1)

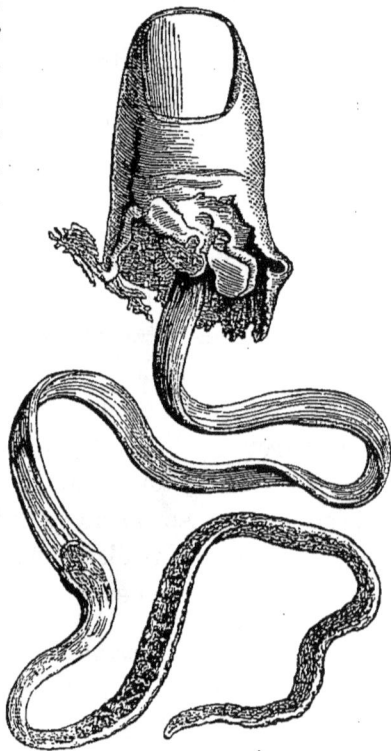

(1) Cette figure est tirée du *Traité élém. de pathologie externe* de Follin, t. I, p. 403. Elle est faite d'après la fig. 3 de la pl. III des *Mémoires de l'Académie royale de Chirurgie* , t. II , p. 90 , et donne suffisamment l'idée de la pièce que nous avons présentée à la *Société des Sciences médicales de Lille* , pour que nous n'ayions cru pouvoir mieux faire que de la reproduire.

dans l'alcool, cette longueur se trouve réduite à dix-sept centimètres (1).

La plaie est extrêmement irrégulière ; ses bords, festonnés, sont recoquevillés en dedans, très amincis ; ils recouvrent complétement le tissu cellulo-graisseux. Le lavage de la plaie ne donne qu'une hémorrhagie en nappe, qui est très diminuée par trois ligatures au fil de lin. Ce lavage permet de reconnaître les deux petits fragments de la phalangette, fragments qui sont très adhérents par les ligaments latéraux et dont l'exploration est si douloureuse, que le blessé n'en veut pas laisser faire l'excision immédiate.

L'inspection de l'avant-bras n'indique rien d'important, mais la palpation permet de reconnaître, à la face antérieure et externe de l'avant-bras, une vive sensibilité à la pression profonde, et même un certain degré de sensibilité à la pression superficielle, dans toute l'étendue de la face antérieure du radius, de l'éminence thénar et de la face palmaire de la phalange métacarpienne conservée du pouce.

Le pansement de Lister est appliqué, en remplaçant toutefois la bande de gaze phéniquée par une bande de tarlatane pourvue de l'apprêt ordinaire et imbibée, comme toutes les pièces du pansement, à l'aide de l'eau phéniquée normale (2,5 p. 100). Le blessé maintiendra la main à un niveau plus élevé que l'épaule.

Le 7 novembre, le blessé a beaucoup souffert pendant toute la nuit. Des douleurs violentes ont siégé, non pas dans la plaie, mais bien vers la face antérieure de l'avant-bras, et surtout au niveau de l'éminence thénar et de la partie voisine de la face antérieure du carpe. (*Cinq sangsues* à ce niveau du carpe).

Le pansement est renouvelé, bien qu'il n'ait été que peu souillé par le sang. Une hémorrhagie, provenant évidemment de la collatérale externe du pouce, survient à ce moment. (Ligature au fil de lin).

---

(1) L'élongation du tissu tendineux est ici bien évidente et mérite d'être rapprochée du fait publié par M. le professeur Gosselin à propos de l'observation de M. Paris, d'Angoulême (*Gaz. des hôp.* 1874, 812). On sait que Giraldès compare ce résultat à celui qui résulte « d'une forte traction sur un fil de lin composé de fibres parallèles. Quelques-unes de ces fibres se brisent à des niveaux divers et le fil s'allonge en s'amincissant. » (*Société de Chirurgie de Paris*, 1er sept. 1874, et aussi *Académie de médecine*, Paris.)

Le 8, l'application de sangsues a déterminé un soulagement complet, le blessé n'éprouve plus aucune douleur, mais seulement une gêne très légère au niveau du pouce.

Le 9, légère sensation de pesanteur au niveau du tiers inférieur de l'avant-bras.

. Le 10, après un peu de fatigue la veille, de nouvelles douleurs se sont développées vers le tiers inférieur de l'avant-bras, ont causé une insomnie complète et sont devenues, ce matin, tout-à-fait intolérables. On trouve en effet, dans la partie indiquée, une tuméfaction évidente dans une étendue verticale de trois à quatre travers de doigt, une rougeur diffuse et modérément marquée et surtout une chaleur âcre, extrêmement intense et qui rappelle celle du phlegmon. Le membre est d'ailleurs incapable de tout mouvement. (*Huit sangsues loco dolenti* et un purgatif).

Le 11, le soulagement est tout aussi complet qu'après la première émission sanguine locale.

Le 15, le pansement n'a pu être renouvelé depuis trois jours. Une légère douleur existe au niveau de la plaie : on trouve en ce point, un petit clapier du côté palmaire. Le dernier débris de la phalange unguéale est excisé ; les autres avaient été enlevés lors du renouvellement du précédent pansement.

A partir de ce moment, la marche de la réparation est lente, mais régulière ; le 15 décembre, le blessé commence à savoir tenir une plume.

Vers le 1er janvier, il prend un service de bureau et ne cesse pas de le continuer depuis cette époque.

La cicatrice, un peu délicate, le gêne, lorsqu'il heurte la partie terminale du pouce, dont la portion conservée est, d'ailleurs, quelque peu amaigrie, pâlie et refroidie, peut-être en raison du doigt de gant dont il est revêtu presque en permanence.

Tous les mouvements du pouce sont conservés (sauf, bien entendu, ceux de la phalangette) dans toute leur étendue ; cet homme écrit aussi convenablement et tout aussi rapidement qu'autrefois (1).

_____

(1) Ce blessé a été présenté à la Société des Sciences médicales de Lille, dans la séance du 17 novembre 1880.

Pour se rendre un compte exact du mécanisme de cet arrachement, il est nécessaire de bien voir la machine-outil, et à l'état de repos, et en fonctionnement. On le comprend ainsi : trois éléments sont intervenus : — d'abord un cylindre assez volumineux ; — puis une corde, fixant solidement, impérieusement et de plus en plus l'extrémité du pouce sur le volumineux cylindre ; — enfin un puissant et irrésistible mouvement de la machine-outil (1).

Si d'ailleurs on se rapporte à la pièce anatomique, on reconnaît trois lésions se succéder, ou plutôt se suivre de si près, qu'elles semblent se confondre en un seul instant : ainsi se produit la fracture directe (2), la section de la peau et l'arrachement du tendon.

---

(1) Après avoir relaté sommairement quatre faits inédits d'arrachement de phalangette avec le tendon correspondant, M. Busch (*Cent. für Chirurgie*, 1881, n° 1) avoue qu'il a essayé, mais en vain, de produire la lésion sur le cadavre (*Gaz. hebdomadaire de Méd. et Chir. prat.*, 31 mars 1882), comme l'a fait avant lui M. Segond pour l'arrachement des doigts (*Progrès médical*, 3 juillet 1880.). La cause de cet insuccès de l'auteur allemand se trouverait peut-être dans la réalisation incomplète d'une au moins des trois conditions nécessaires, sur lesquelles nous avons cru devoir insister.

M. le Docteur Debrou, chirurgien en chef de l'hôpital d'Orléans, a fait, plus anciennement encore, des expériences pour l'arrachement du pied, sur lequel nous reviendrons. (Bulletins de la *Société de Chirurgie* de Paris, 27 mars 1872. 3° série, t. I, p. 146.)

(2) Il est à remarquer, en effet, que les ligaments articulaires n'ont pas cédé. Les extrémités de la phalangette, sur lesquelles s'insèrent ces ligaments latéraux, sont demeurées adhérentes dans le moignon.

Dans les observations complètes, on trouve *ordinairement* ce détail : les ligaments articulaires tiennent bon, (sinon les capsules); les os cèdent. La fracture paraît être une condition préalable, presque nécessaire, pour l'arrachement.

IV.

On connaît, dans les ateliers de filature de lin, plusieurs observations d'arrachement du doigt par ce mécanisme. Sans être fréquents, ces faits sont connus des vieux chirurgiens du Nord de la France. Il est donc juste d'en donner la description.

On sait que la filature comprend deux séries d'opérations industrielles : l'une, dite de préparation, a pour but de disposer les filaments parallèles entr'eux, et de les former en un ruban ou mèche continue et régulière, c'est-à-dire ayant partout la même épaisseur ; l'autre, le filage, ayant pour but d'allonger *encore* la mèche fournie par les machines de préparation, de lui donner la grosseur que doit avoir le fil et de tordre celui-ci pour qu'il ait de la solidité. — Il y a donc, naturellement, deux genres de machines en filature : les machines de préparation et les métiers à filer. (E. Grégoire).

C'est l'*étaleuse à lin,* c'est-à-dire la première des machines de préparation, qui détermine les arrachements, dont nous voulons parler.

L'étaleuse est la machine, qui a pour but de transformer, en un ruban continu, les cordons, ou paquets de lin provenant du peignage.

Pour en exposer le fonctionnement, nous sommes heureux

de pouvoir reproduire les deux croquis, (élévation et plan horizontal) de l'étude publiée par M. E. Grégoire « *sur le travail mécanique de la filature du lin* » (1).

Fig. 2. *Elévation.*

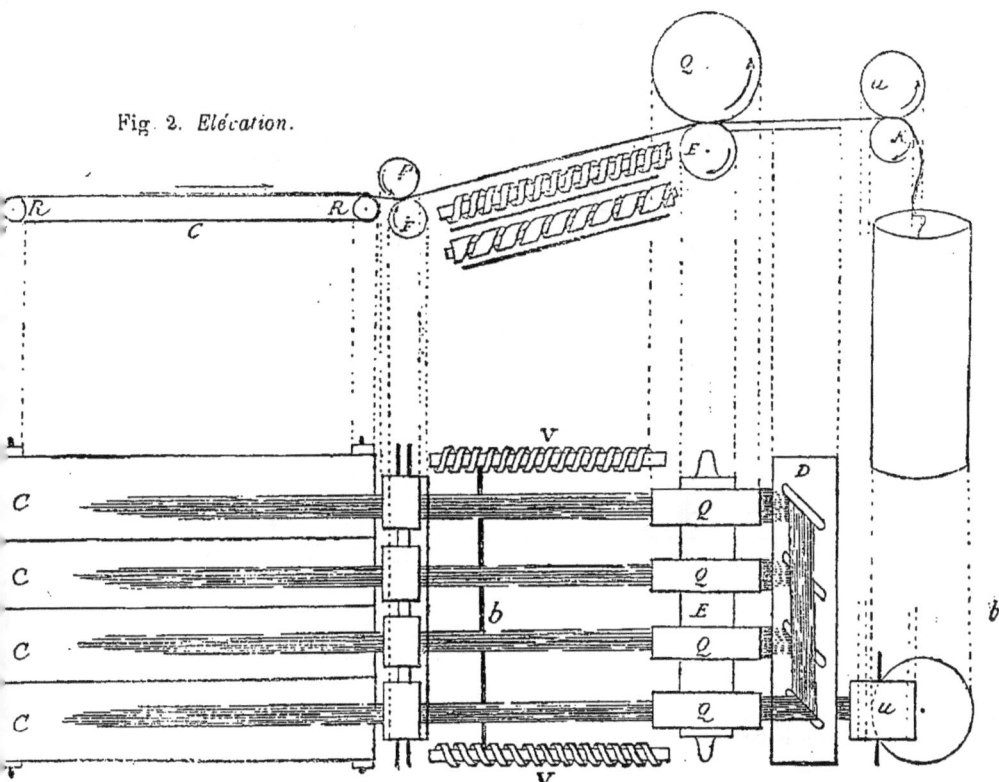

Fig. 3. *Plan horizontal.*

Le lin est étalé sur les quatre cuirs sans fin, C ; il est entraîné, dans la direction indiquée par la flèche (figure 2), entre les deux rouleaux F et P, qui tournent en sens inverse, comme

(1) Mémoire couronné en 1876 par la *Société des Sciences, de l'Agriculture et des Arts de Lille*. 4ᵉ série, t. V, p. 165. Lille, 1878. — Voir sur le même sujet : Alfred Renouard , *Étude sur le mécanisme de l'étaleuse à lin.* Mémoires de la *Société des Sciences de Lille*, t. X, p. 465. Lille, 1882. On trouve, dans ce dernier travail , la totalité des détails techniques afférents à la question.

l'indiquent les flèches. N'insistons pas sur les barrettes « *b* » (fig. 3) mises en mouvement par les vis V V (1).

Le *rouleau étireur* E, avec les *rouleaux de pression* Q, allonge les cordons ou rubans de lin. En sortant de l'étireur,

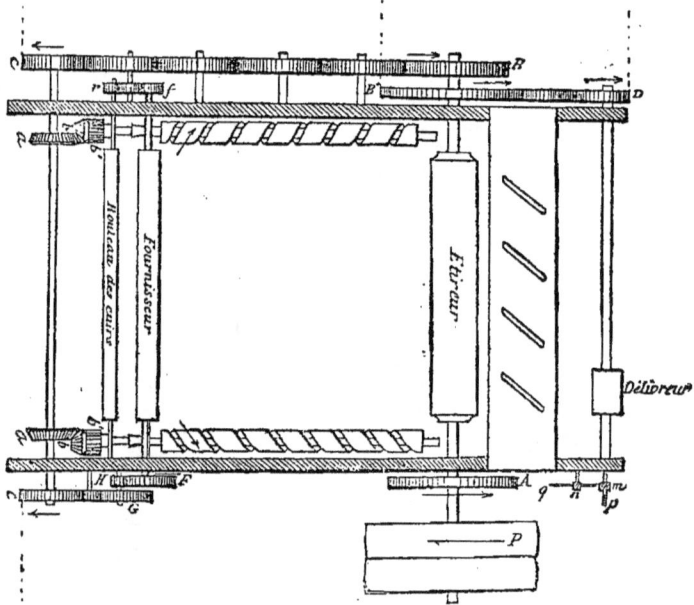

Fig. 4. *Plan horizontal*, dans lequel ne sont représentés, ni les rouleaux de pression, ni les cuirs, ni les rubans de lin en élaboration, qui sont indiqués par la figure 3.

---

(1) Ces barrettes, dont une seule est indiquée « *b* » fig. 3, sont destinées à conduire le cordon de lin, en l'empêchant de se rompre et de s'irrégulariser. Elles amènent chaque cordon entre les rouleaux E et Q. « Le cylindre E, tout d'une pièce, est l'*étireur*; il tourne autour d'une ligne ou axe fixe. Les *rouleaux de pression* Q, solidaires deux à deux, agissent sur le cylindre E par pression......

» Le développement d'un point de l'étireur E est supérieur à celui d'un point du *fournisseur* F; en d'autres termes, un point de l'étireur décrit dans l'unité de temps un chemin plus grand que celui décrit par un point du fournisseur : le rapport de ces chemins constitue ce que l'on appelle l'étirage ou le laminage de la machine. Par exemple, si, quand un point du fournisseur parcourt un mètre, un point de l'étireur en parcourt vingt, l'étirage sera de vingt. Cela signifie qu'un mètre de cordon, passant au fournisseur, sortira à l'étireur avec une longueur de vingt mètres. » E. Grégoire, *l. c.* p. 189.

chacun des rubans vient à passer à travers une *plaque à dou-bler* D (fig. 3 et 4), portant des ouvertures à 45°. Tous ces rubans viennent se réunir en un seul à la dernière ouverture. Là ils vont s'engager entre une dernière paire de cylindres K et *u*. Le rouleau K, *réunisseur* ou *délivreur*, fonctionne comme le rouleau étireur en ce sens qu'il allonge le ruban de lin, ou plutôt il assure un peu de tension à ce cordon, au moment où, sortant de cette dernière paire de rouleaux, il tombe dans un pot cylindrique en tôle ou en fer blanc.

Une ouvrière est chargée de veiller au fonctionnement de toute la machine. Il lui est formellement prescrit d'en arrêter la marche, avant que de rétablir la régularité.

Or il arrive que, sur le rouleau délivreur, quelques brins de lin viennent à s'enrouler complétement au lieu d'y passer simplement et de tomber dans le pot.

Que l'ouvrière cherche à les dégager pendant la marche et nous avons toutes les conditions de l'arrachement : — le déli-vreur est un cylindre assez volumineux ; — les brins de lin sont bien vite assez nombreux pour « faire corde », fixer la partie engagée avec cette énergie d'une machine destinée à tendre fortement, sinon à allonger le lin : — le mouvement de la machine est assez puissant pour que nous n'ayions pas à y insister.

Récemment encore, nous avons observé un arrachement dans ces conditions.

OBS. X.— *Arrachement de la phalange unguéale du pouce droit avec le tendon du long fléchisseur ; désarticulation interphalangienne immé-diate ; guérison.* — Le 12 octobre 1883, la soigneuse Rosalie V....., âgée de 15 ans, de St-Maurice-lez-Lille, était chargée de veiller au fonctionnement du « *délivreur* » d'une étaleuse à lin. Le ruban de lin étant venu à s'enrouler autour du cylindre débiteur ou délivreur, l'ouvrière voulut, sans arrêter la marche, dégager ce ruban. La pha-lange unguéale du pouce droit, introduite sous le lin, est aussitôt ser-rée, avec une énergie sans cesse croissante, par le ruban sur le cylindre ; elle est rapidement entraînée par le mouvement et séparée de la main, retenant avec elle tout le tendon du long fléchisseur sans aucun débris notable du tissu musculaire.

Il n'y a pas de douleur notable.

La blessée est moins émue que son entourage.

En dégageant du métier la portion arrachée du doigt, on constate aisément la force de constriction qui maintient la phalange sur le cylindre. Les faces dorsale et palmaire sont notablement aplaties. L'ongle n'est pas altéré. Le pourtour de la plaie est festonné du côté dorsal, d'une grande netteté du côté palmaire, où il répond au pli interphalangien. La partie articulaire de la phalange unguéale fait au milieu de la plaie une saillie non recouverte par la peau. Pour ce motif, la désarticulation de ce fragment, épais de deux millimètres, est pratiquée sans délai. Alors seulement survient une minime hémorrhagie, dont il n'existait aucune trace jusque là. Le pansement de Lister est appliqué comme de coutume.

Le 13, le pansement est taché par le sang. Il n'y a cependant pas d'hémorrhagie notable. Il est fait une très légère compression.

Le 14, un peu de douleur, avec quelque sensibilité à la pression, est constatée sur le trajet de la plaie sous-cutanée faite par l'arrachement du tendon du long fléchisseur. Ces signes sont surtout marqués au niveau du poignet.

Le 15, la douleur et la sensibilité sont un peu plus intenses, bien qu'ils ne troublent pas le sommeil. Le maximum est encore au même niveau. (Une seule sangsue *loco dolenti*).

Le 16, il ne reste plus aucune douleur ; mais seulement une très minime sensibillié.

Aucun autre incident n'est survenu.

La guérison a été complète le vingt-cinquième jour.

Actuellement, le reste du pouce demeure encore refroidi, pâli et surtout amaigri dans une notable proportion.

Le mécanisme de l'arrachement est, dans ce cas, aussi manifeste que possible. Aussi ne reviendrons-nous pas sur la question du mécanisme, telle que nous l'avons exposée plus haut (pages 15 et 21).

La solide fixation d'une extrémité digitale, entre une corde et un volumineux cylindre, ne saurait être considérée comme le seul mode possible de réaliser la condition préalable pour l'arrachement. Nous croyons toutefois, jusqu'à preuve contraire, que ce mécanisme est le plus fréquent dans les établissements industriels.

Le pincement entre les bords de deux lourdes pièces, qui se rapprochent, (obs. IV et V), est moins fréquent. Il en est de même du coup d'engrenages.

L'arrachement d'un doigt par la presse d'imprimerie est presque une rareté. On peut en dire autant de l'action de la courroie, dont l'importance est établie plus loin pour l'arrachement du bras, et qu'il faut tenir pour exceptionnelle toutes les fois que l'arrachement se limite à un doigt.

V.

Les complications des plaies par arrachement font considérer ces lésions comme toujours fort sérieuses. (Verneuil.)

Si n'étaient les complications, on ne pourrait pas dire que « les arrachements des tendons doivent être classés parmi les blessures traîtresses (Le Dentu), au pronostic incertain. » (R. Couëtoux, p. 49.)

A la *Société de Chirurgie* de Paris (séance du 1er septembre 1874), M. Legouest a signalé le tétanos dans les cas de ce genre. Nous l'avons écrit ailleurs (1) : le sujet de notre observation IX est un épileptique avéré; et cependant il n'est survenu aucun incident, qui puisse être rapproché du tétanos. Cette complication semble d'ailleurs être bien rare.

Beaucoup plus fréquentes sont les inflammations de la plaie sous-cutanée. L'observation VIII signale un abcès de l'éminence thénar, qui remonte évidemment à cette cause.

Bien des faits justifient cette appréciation qui tend à devenir classique.

Obs. XI. — Un tourneur sur métaux a eu l'indicateur arraché,

---

(1) *Journal des Sc. méd. de Lille*, tome III, 1881, p. 750.

sans que l'on puisse bien se rendre compte du mécanisme de l'accident. Il survint *des abcès*, des hémorrhagies et le malade ne guérit qu'après avoir couru les plus graves dangers. (Marjolin) (1).

Obs. XII. — Dans la seconde observation de M. le Dr Debrou, « il survint quelques accidents......... Le poignet, du côté de l'éminence thénar, l'avant-bras et un peu le bras se tuméfièrent. Des sangsues furent appliquées. Néanmoins, il se forma *deux abcès qui furent ouverts*, l'un dans la paume de la main, en dedans du pouce, l'autre au bas et sur le côté interne de l'avant-bras. Des bains et des cataplasmes achevèrent le traitement » (2).

Sans vouloir critiquer notre savant confrère d'Orléans, nous regrettons que le récit n'indique pas le nombre de sangsues appliquées et aussi le nombre de ces émissions sanguines locales.

On l'a vu dans notre observation IX, plusieurs applications de sangsues peuvent successivement trouver leur indication.

M. le Dr Dezwarte, de Dunkerque, a remarqué la fréquence plus grande de ces complications inflammatoires, lorsque la rupture se fait dans la contiguité et non dans la continuité du squelette. Il est bon de ne pas le perdre de vue.

Le pronostic n'est cependant pas toujours aussi grave qu'on serait tenté de le supposer. L'utilité d'une thérapeutique active et complète est parfois bien manifeste. En voici une preuve.

Obs. XIII. — En l'année 1736, l'Académie reçut une observation qui lui fut envoyée de Strasbourg sur l'accident arrivé à un meunier, dont la main droite fut prise par la roue d'un moulin à eau qui tournoit; il en fut quitte à meilleur compte, au moins pour la perte de ses membres : on lui trouva trois doigts de manque, le petit, l'annulaire et celui du milieu, séparés dans leur articulation avec le métacarpe ; il y avoit fracas de quelques os de la seconde rangée du

---

(1) Discussion de la *Société de chirurgie* de Paris, 26 mai 1852.
(2) Bulletins de la *Société de chirurgie* de Paris, séance du 26 mai 1

carpe; les os de l'avant-bras étoient fracturés en plusieurs endroits, et le bras étoit brisé dans sa partie moyenne supérieure. Tant de désordres ne pouvoient avoir été faits sans des contusions et des déchiremens affreux des parties molles ; aussi en résulta-t-il une tension et un gonflement très douloureux, suivis de la gangrène qui survint, mais au bras seulement ; la fièvre se mit de la partie, la tête s'embarrassa et le malade courut les plus grands risques. Cependant à force de secours, dont les principaux furent des saignées réitérées, des scarifications, des topiques, et le régime convenable, la suppuration s'établit aux plaies des doigts, les accidens furent vaincus, et le blessé fut guéri en quatre mois de tems (1).

Nous ne discuterons pas les détails du traitement exposé dans ces termes. Retenons seulement le fait d'une situation grave, dans laquelle il y avait, non seulement arrachement des trois derniers doigts dans leur articulation métacarpophalangienne, mais aussi fracture du carpe, de l'avant-bras et encore du bras. L'amputation n'a pas été faite et le blessé n'est pas mort.

Quoi qu'il en soit, et pour conclure, résumons le traitement de l'arrachement des doigts en ces deux termes : appliquer sur la plaie le pansement listérien ou bien celui de M. Alphonse Guérin (2) ; prévenir et combattre les accidents inflammatoires de la plaie sous-cutanée par des applications de sangsues, aussi copieuses et aussi réitérées que le comportent les indications.

---

(1) *Mém. de l'Acad. royale de Chir.* Paris, 1769, t. II, p. 85.

(2) Voir sur ce sujet l'observation de M. A. Masse : — Arrachement du pouce avec les tendons du long fléchisseur et du long extenseur ; arrachement des nerfs collatéraux ; — pansement ouaté ; — guérison rapide sans complication. — Communiquée à la *Société clinique.* Cf. *Union médicale* du 10 août 1878, p. 204.

VI.

Si les arrachements présentent tous une allure uniforme en pathologie, ils n'en sont pas moins distingués en clinique d'après l'importance et d'après le volume de la partie séparée. C'est ainsi que l'arrachement du bras avec l'omoplate, de Samuel Wood (1738), n'a jamais été mis en parallèle avec l'arrachement du pouce, présenté en 1744 à l'*Académie royale de Chirurgie*, par le chirurgien-major Planque, de Lille en Flandre (1).

Après les faits d'arrachement de doigts, viennent tout naturellement ceux d'arrachement de membres ou autres parties de grande importance.

Rappelons tout d'abord, l'observation de M. le professeur de Lavacherie (de l'Université de Liège). Elle est d'un type qu'il convient de ranger dans une classe à part.

Obs. XIV. (Rapport de M. Velpeau à l'*Académie de médecine*, 7 juin 1842). — Une fille de 25 ans, observée par M. Jacquet, chirurgien à Dizon, était occupée, le 27 janvier 1840, dans une

---

(1) *Mém. de l'Acad. roy. de Chir.* Paris, 1769, II, 88

fabrique de draps, lorsqu'elle eut les cheveux accrochés par le cylindre tournant d'une machine puissante. Après s'être enroulés sur la machine, qui marchait avec rapidité, les cheveux firent bientôt de la tête, un point d'appui résistant, au secours duquel se portèrent instinctivement les deux mains de la pauvre fille, en forme d'arc-boutant. Bref, la puissance rotatoire du cylindre était si grande et les cheveux si solidement roulés en corde, que le cuir chevelu fut complétement arraché en une seule pièce, à la manière d'une calotte qu'on aurait pu comparer à une vaste perruque. Il en résulta une plaie, qui s'étendait de la racine du nez et des orbites jusqu'à la nuque, puis d'une oreille à l'autre. Une hémorrhagie abondante eut lieu, mais la jeune fille souffrait si peu, qu'après avoir été dégagée de la machine, elle voulut retourner à pied chez elle.

MM. Jacquet et Boucher, de Vervins, appelés les premiers, remarquèrent que le péricrâne n'avait pas été détaché des os. On s'en tint à un pansement simple et à une légère compression pour prévenir l'hémorrhagie les premiers jours. Ce ne fut que le quatrième jour, après avoir appelé en consultation M. Chappuis, que les premiers médecins agitèrent la question de savoir s'il n'était pas utile d'invoquer les ressources de l'anaplastie dans un cas pareil ; mais les douleurs assez vives, l'abondance de la suppuration éloignèrent bientôt de cette idée. Pendant trois mois il ne survint rien d'extraordinaire dans l'état de la blessée ; le péricrâne disparut par degrés sous l'influence de la suppuration, et la table externe des os finit par s'exfolier avant le cinquième mois.

« Une affection gastro-intestinale sérieuse se montra vers la même époque, et n'empêcha point les bourgeons celluleux de se former peu à peu sur toute l'étendue de la plaie. Le sixième mois vit apparaître des symptômes alarmans de congestion cérébrale, favorisée peut-être par des tentatives de rapprochement des bords de la plaie en arrière.

» La malade, ennuyée de ne point guérir, congédia les médecins, et alla se confier aux soins d'un charlatan, qui la traita infructueusement jusqu'au mois de mars 1841, époque à laquelle elle mourut. On n'avait permis à aucun médecin de la voir, de l'approcher, pendant les six derniers mois de sa vie ; il n'a point été permis non plus d'en faire l'autopsie après la mort. »

Ce fait, rare et singulier à la fois, comme dit Velpeau, serait unique sans le fait que nous avons signalé ailleurs. On ne peut en effet lui comparer l'observation présentée par M. Vauthier à la *Société médicale de l'Aube*, et dont nous ne connaissons que le résumé suivant :

Obs. XV (*Journal de médecine et de chirurgie pratiques*, janvier 1867). — Le 19 août 1865, la jeune Stelling, 13 ans, travaillait dans une filature. S'étant baissée pour ramasser quelque objet, elle s'approcha d'un arbre de couche en rotation, et tout d'un coup, elle sentit une vive douleur ; elle ne put se lever sans aide.

On constata que la moitié de sa chevelure, assez longue, avait été complétement arrachée.

Appelé immédiatement, M. Vauthier constata ce qui suit : toute la portion latérale gauche du crâne, depuis le front jusqu'au sommet de l'occipital, était complétement dénudée de cheveux. Il n'en restait pas la moindre trace. L'arrachement s'arrêtait exactement sur la ligne médiane, au milieu de la suture sagittale. Les cheveux étaient si exactement arrachés, qu'il ne restait pas même ce pointillé noir, que l'on remarque après le rasement de la tête.

D'ailleurs, pas la moindre plaie, pas d'autre lésion.

Il ne survint aucun accident.

En 1866, les cheveux étaient repoussés, presque aussi longs, quoique moins fournis.

N'insistons pas sur ce fait, qui est surtout une curiosité. Le précédent a été discuté par Velpeau.

La suppression totale et brusque des téguments crâniens faisait une vaste plaie. Le rapporteur de l'Académie s'étonne de l'absence de fièvre, de l'absence de toute perturbation des fonctions viscérales de la masse encéphalique. Il trouve étrange que d'aussi larges exfoliations, qu'un travail de suppuration aussi étendu ait pu s'effectuer si près des méninges, sans faire naître la moindre inflammation dans ces membranes.

M. de Lavacherie, dans sa communication, revient plusieurs

fois sur la question de l'anaplastie ; il semble croire à la possibilité de fermer définitivement la plaie du crâne à l'aide de cette opération.

Velpeau estime au contraire que le professeur de Liège s'abuse sur les ressources de l'anaplastie (p. 869). Il croit que la chirurgie a fait, près de cette jeune fille, tout ce qu'elle pouvait faire et que des opérations anaplastiques n'auraient probablement fait que hâter sa mort.

VII.

Cette discussion n'est d'ailleurs plus à sa place, lorsque l'arrachement porte sur un membre. C'est en effet, un détail important à remarquer : la peau ne manque guère dans ces circonstances, lors même qu'il s'agit d'un de ces vastes délabrements, heureusement rares : l'arrachement du membre dans sa totalité.

Le fait suivant est en effet absolument exceptionnel, dans les établissements industriels, où la vapeur est employée comme force motrice.

Il rappelle toutefois la fameuse observation de Samuel Wood (1).

OBS. XVI (d'après le *British medical journal*, 28 mai 1870). — Le 29 novembre 1869, Joseph Parry, 11 ans, est blessé à la mine de plomb de Trélogan. En arrivant au travail, il place une corde sur un

_____

(1) Samuel Wood, dont les *Transactions philosophiques* nous ont donné l'histoire, ayant la main environnée d'une corde qui fut prise par les dents d'une grande roue de moulin, fut enlevé de terre jusqu'à ce que son corps étant arrêté par une poutre qui ne lui laissoit point d'intervalle pour passer, la roue emporta et lui sépara du corps un bras et l'omoplate.

L'image de la plaie qui résulte d'un pareil accident fait peur ; et la première

crochet en mouvement; sa manche et son bras s'engagent dans la corde, et il est entraîné entre deux pièces de la machine; celle-ci, mue par la vapeur, ne peut être arrêtée immédiatement, de sorte que le bras et l'omoplate sont arrachés. Les nerfs médian et cubital restent pendants sur le côté comme deux ficelles blanches. L'humérus est fracturé en deux points, à sa partie moyenne et au niveau de son col chirurgical. Il y a aussi une plaie superficielle, longue de sept pouces, dans l'aîne gauche; elle se cicatrisa par première intention.

L'enfant perdit peu de sang, s'évanouit et tomba sur un tas de gravier qui remplit la plaie. M. Evans Jones trouva le blessé en syncope; pouls à peine perceptible; pieds, mains et face froids et livides.

Il fait appliquer des bouteilles d'eau chaude aux pieds et autour du tronc, et administrer à l'intérieur toutes les quinze minutes de l'eau-de-vie étendue d'eau; il fallut trois heures pour amener la réaction. A ce moment le chirurgien débarrassa la plaie des graviers qui la remplissaient, coupa au ras le médian et le cubital, et, avec quelque difficulté, lia l'artère axillaire, qu'enveloppait le plexus brachial; deux petites artères furent également liées. Enfin il retrancha un morceau de la clavicule long de deux pouces, afin de pouvoir rap-

idée qui se présente naturellement à l'esprit, est que le blessé ne peut pas survivre longtemps à son bras.

Samuel Wood échappa à ce second malheur; cette opération avait été si prompte, qu'il ne sçut son bras emporté que lorsqu'il le vit tournant avec la roue. Il descendit par une échelle étroite, sortit du moulin, et fit un chemin d'environ dix verges (pas) pour aller au-devant des secours; alors il tomba par la foiblesse que causa l'hémorrhagie (?). Ceux qui arrivèrent les premiers couvrirent la plaie de sucre en poudre; un chirurgien qui vint ensuite trouva le sang arrêté, et se contenta de ramener la peau qui étoit fort lâche par dessus la plaie, moyennant deux points d'aiguille en croix. Le lendemain il fut mené à l'hôpital St-Thomas, et confié aux soins de M. Fern, qui en étoit pour lors chirurgien en chef. On imagine bien les moyens qu'il mit en usage pour prévenir les accidents à craindre en pareil cas. Le premier appareil fut levé sans hémorrhagie; il n'y eut point d'accidents, et le blessé fut guéri en deux mois de temps.

Quand le bras fut examiné, on trouva que les muscles qui s'insèrent à l'omoplate étoient cassés près de leur insertion et que ceux qui partent de l'omoplate avoient été emportés avec elle. Du reste, la peau qui recouvre l'omoplate étoit restée en place, et elle sembloit avoir été coupée presque parallèlement à l'attache du muscle deltoïde. (*Mém. de l'Acad. royale de Chir.* Paris, 1769, t. II, p. 83.)

procher les bords de la plaie, qui furent maintenus par des sutures métalliques. Pansements toutes les quatre heures avec une solution phéniquée. Un quart de grain d'opium soir et matin. Brandy, thé de bœuf et lait plusieurs fois par jour.

Le 30 novembre, la nuit a été mauvaise ; pouls à 120, langue sèche.

1ᵉʳ décembre. Nuit meilleure, pouls à 90. Pas de miction ni de selles depuis la veille au soir. Potion au séné ; fomentations chaudes sur l'abdomen.

2 décembre. Pouls à 80, langue nette ; pas de selles. Calomel et jalap ; selles quelques heures après.

Le 5, on enlève trois sutures ; la plaie a bon aspect.

Le 6, on enlève le reste des sutures.

Pendant trois semaines, pansement avec des bandelettes agglutinatives et des compresses imbibées de solution phéniquée : la cicatrisation est alors complète ; mais les ligatures ne sont pas encore tombées. L'une tombe la septième semaine, les deux autres au bout de la huitième. La guérison est alors complète.

Nous n'avons pu savoir s'il faut rapporter au même mécanisme l'observation publiée en même temps par le *Bulletin général de thérapeutique médicale et chirurgicale*. (LXXIX. 328). On dit simplement que le bras d'un enfant de treize ans a été arraché, emporté par une machine.

L'intervention chirurgicale a été, dans ce dernier cas, beaucoup plus active, puisque M. Watson a enlevé toute l'omoplate et une grande partie de la clavicule. La guérison a été obtenue complète au bout de soixante-quatorze jours. Le pansement de Lister complet a été seul employé (1).

Un résultat aussi satisfaisant a été obtenu au siècle passé par M. de la Motte. « Le bras fut arraché et séparé dans sa jointure avec l'omoplate...... et l'enfant fut guéri en peu de temps (2). »

---

(1) Cf. *Edimburgh medical Journal*, août 1869.— *New-York medical Journal*, février 1870.

(2) *Traité complet des accouchements*, etc. Paris, 1721. Obs. CCCCXLI. — Cf. *Mémoires de l'Acad. roy. de Chir.*, II, 85.

Avant d'exposer le type de l'arrachement du bras, résumons un fait de perte analogue, mais limitée à une portion moins volumineuse du membre supérieur. La guérison ne put être obtenue.

Nous regrettons les lacunes de cette remarquable observation d'Huguier, dont l'issue malheureuse nous serait inconnue, sans une question adressée publiquement par Gerdy à Robert pendant la séance du 7 août 1855 à l'Académie de médecine de Paris.

Obs. XVII (*Gazette des Hôpitaux*, 25 novembre 1854). — Le 3 novembre 1854, le mécanicien Fougeret Denis, 28 ans, travaillait dans une usine. Le pan de sa blouse a été pris par un arbre tournant, et il a été entraîné de manière à avoir fait, dit-on, une vingtaine de tours ; en même temps la main gauche s'est trouvée prise entre une partie plus épaisse de l'arbre et le mur très voisin, et a été complétement séparée de l'avant-bras. Cette partie de la machine présente probablement une saillie qui, d'après les traces qu'on retrouve, a passé obliquement sur le poignet avant d'avoir assez de prise pour l'entraîner.

Une hémorrhagie peu abondante a été arrêtée par un pansement immédiat.

Examiné le lendemain, le malade présente les lésions suivantes :

La main gauche a été séparée complétement de l'avant-bras, et a entraîné avec elle la plupart des tendons. La plaie est inégale et ne donne pas de sang ; la peau qui la limite est, du côté dorsal, divisée au niveau des autres parties, c'est-à-dire à la hauteur de l'articulation médio-carpienne. Du côté palmaire et interne, elle forme un lambeau inégal d'environ un centimètre et demi. La surface de la plaie présente quelques caillots et les débris des ligaments et des tendons des radiaux, qui ont été coupés à ce niveau. La palpation fait reconnaître qu'il reste encore quelques débris des os du carpe.

M. Huguier, considérant que la plaie pourra se réunir, enlève un de ces débris à l'aide d'une pince et du bistouri : c'est la tête du grand os fracturé.

Outre cette lésion principale, on trouve à la main droite les doigts médius et annulaire privés de leur extrémité, la perte de substance comprend la phalangette et la tête de la deuxième phalange, qui a été fracturée. Les plaies sont inégales, contuses. Le petit doigt de cette main est aussi contusionné fortement à son extrémité, et l'ongle arraché. Le malade ne peut expliquer le mode de production de cette lésion.

Il existe enfin une forte contusion à la face dorsale du pied gauche et une division du bord de la lèvre supérieure, qui n'a que quelques millimètres d'étendue.

On réunit la plaie de l'avant-bras gauche avec des bandelettes, de manière à utiliser autant que possible le lambeau palmaire. Aucune ligature n'a été nécessaire, soit au moment de l'accident, soit le lendemain.

L'étude de la main arrachée montre que la peau a été divisée obliquement, suivant une ligne allant de la partie externe de l'articulation radio-carpienne à l'articulation métacarpo - phalangienne du petit doigt, tant à la face palmaire qu'à la face dorsale ; il existe en outre un lambeau long et étroit, dont les bords suivent la même direction.

Les os sont divisés eux-mêmes suivant la même direction, mais un peu plus haut, de manière qu'en dedans le trapèze et le trapézoïde sont intacts, ainsi que la partie inférieure du scaphoïde, qui a subi une fracture nette ; mais on ne peut retrouver sa portion supérieure dans les os extraits du moignon.

Le grand os a perdu sa tête, ainsi que nous l'avons dit. En dedans, la lésion a porté sur l'os crochu qui est broyé, et dont il ne reste que quelques débris. Enfin, l'extrémité supérieure du cinquième métacarpien a aussi été entamée à sa partie interne. Le semi-lunaire et peut-être le pyramidal et le pisiforme sont donc restés dans la plaie.

Quant aux autres parties, tous les tendons des muscles, qui se rendent de l'avant-bras à la main, ont suivi celle-ci ; ils présentent une longueur libre de 18 à 28 centimètres, avec plus ou moins de tissu musculaire resté adhérent.

Il faut en excepter les tendons des radiaux externes et ceux des extenseurs du médius et de l'annulaire, qui ont été divisés à peu de distance du poignet. Ceux des cubitaux manquent complétement.

Les principales artères (branches de la cubitale, radio-palmaire, radiale), dépassent, de 1 à 2 centimètres, la division de la peau ;

elles sont comme étirées et étroites, et la gaîne cellulaire est conservée plus loin que les autres tuniques, qui sont divisées nettement.
Cette disposition n'existe pas sur la radiale, qui a un orifice béant
et paraît même manquer de la tunique celluleuse.

Les nerfs ont également été étirés. Cet état est surtout remarquable sur le médian, dont il est resté 2 décimètres adhérents à la
main ; mais il s'amincit graduellement jusqu'à l'extrémité, et il ne
contient guère que du névrilème.

Nous reviendrons plus loin sur les complications et sur le
traitement.

Cette observation d'Huguier, n'ayant pas été publiée plus
complètement, nous ignorons combien de jours le blessé a
survécu à son accident ; nous ignorons de même la cause de
sa mort et surtout les détails du traitement.

VIII.

Poursuivons donc ce qui touche l'étiologie de ces arrachements de parties importantes et volumineuses.

M. le Dᴿ Vincent a observé à l'hôpital Saint-Sauveur, de Lille, un arrachement de bras, dont les détails n'ont pu être retrouvés. La guérison a été obtenue.

Le même chirurgien a connu à Armentières un arrachement du bras produit par une courroie sur un arbre de transmission. En même temps que la machine faisait effort, le reste du corps était entraîné par dessus l'arbre de transmission, pour retomber ensuite de l'autre côté sur le sol de l'atelier. Ainsi qu'on va le voir, ce fait ne saurait prendre rang parmi les entraînements que fait la courroie, au moment où un ouvrier replace celle-ci sur la poulie en marche (v. p. 47). (1)

---

(1) On sait que l'arrachement de l'avant-bras a été observé par M. Alph. Guérin pendant les manœuvres d'extension destinées à réduire une luxation de l'épaule. L'observation a été présentée le 16 mars 1864 à la *Société de Chirurgie* de Paris.

Ce fait n'est pas isolé. A Estaires (Nord), un arrachement survenu dans les mêmes circonstances a fait grand bruit, il y a quelque trente ans. Le patient est mort très peu de temps après cet accident, dont le souvenir n'est pas encore effacé.

Le même accident serait arrivé dans le service de Delpech et sous les yeux de ce professeur à Montpellier.

Obs. XVIII. — Le 14 février 1869, J.-B. V...., 26 ans, était monté sur une échelle pour replacer, pendant la marche une courroie sur sa poulie. Celle-ci se trouvait dans des conditions spéciales : très voisine du mur d'une part, contiguë à une seconde poulie d'autre part. La manœuvre ne pouvait être faite qu'après déjettement préalable et complet de la courroie encore placée sur la seconde poulie. Ce déjettement de la seconde courroie sur l'arbre de transmission avait été fait ; la première courroie était aussi replacée sur sa poulie, lorsque tout à coup, J.-B. V. est saisi par la seconde courroie, qui flottait verticalement dans l'espace ; il est entraîné par la vitesse de 80 à 100 tours par minute ; son corps est lancé par dessus l'arbre de transmission (entre le plafond et celui-ci) ; il retombe de l'autre côté, à une certaine distance de son échelle............. ; mais son bras droit reste enroulé, avec les spires de la courroie, autour de l'arbre de transmission.

Après un moment d'ahurissement, le blessé ne peut se rendre compte de tous les détails de son accident. Il croit se rappeler toutefois que, se sentant pris, il s'est cramponné à quelque chose : malheureusement ce quelque chose était la courroie, qui s'est enroulée autour de l'arbre de transmission, a comprimé le membre sur ce cylindre tournant, tandis que le poids du corps, aidé de la force centrifuge, effectuait l'arrachement.

Il était 11 heures du matin. Après un instant le blessé se relève, marche environ 80 mètres, pour arriver à la loge du concierge de l'établissement industriel, prend un verre d'eau-de-vie, et, tout aussitôt, reçoit les premiers soins d'un médecin. Aucune ligature n'est pratiquée. L'hémorrhagie veineuse est combattue par des lavages à l'eau fraîche. La plaie est bourrée d'étoupe et le blessé s'installe sur un brancard, pour être transporté à l'hôpital.

Vers midi et demi, deux chirurgiens explorent la plaie, reconnaissent l'existence d'un grand lambeau externe, avec vaste plaie étendue du tiers supérieur de l'humérus vers l'aisselle et vers le thorax, en empiétant sur le bord externe du grand pectoral. Aucune ligature n'est pratiquée. A l'aide d'une petite scie, une petite partie de l'humérus est enlevée. Le nettoyage de la plaie est renouvelé à grande eau, sans qu'il soit fait aucune section, ni de la peau, ni des tissus sous-jacents. Le lambeau est ramené en bas et en avant, sans être retenu

par aucune suture. Tout cela est fait sans chloroforme et en peu de
temps.

Le pansement consiste en un linge fenêtré enduit de cérat et
recouvert de charpie. Plus tard l'eau chlorurée fut employée, puis l'eau
de goudron.

Aucune complication n'est survenue et, six semaines après l'accident, le blessé sortait de l'hôpital.

Actuellement V. est marchand de journaux et continue ses distribu-
tions à domicile, sans aucun incident notable.

Ainsi que le montre la figure, la cicatrice, verticalement dirigée,
est assez étroite, bien plus axillaire, et même thoracique, que
brachiale.

Le moignon est un peu flasque.

Fig. 5 (1).

L'os est situé, non pas au milieu,
mais bien près de la partie antérieure, laissant en arrière une masse
charnue mollasse assez notable.

Les mouvements sont conservés
dans leur intégrité. L'élévation,
l'adduction en avant, en arrière, la
rotation sont aussi libres pour le
moignon que pour le bras gauche.

L'atrophie est manifeste, non seulement dans le moignon, mais aussi
dans les muscles du thorax, dans
ceux de l'épaule, dans tous ceux qui
sont innervés par le plexus brachial.

La peau est amincie et pâlie ; les
poils de ce côté ont une consistance
duveteuse, qui contraste avec la
dureté de leurs congénères assez
abondants dans toute la partie
gauche.

Le tissu graisseux sous-cutané est plus abondant et d'une consistance plus faible que du côté opposé.

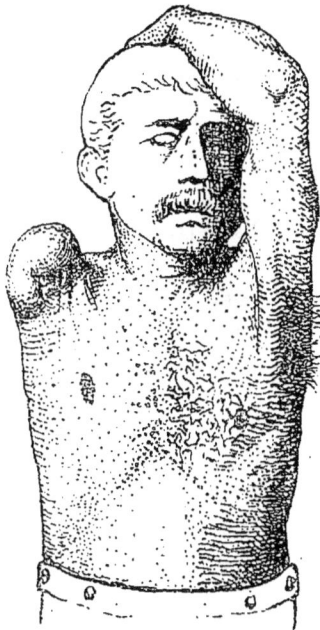

----

(1) D'après une photographie.

Le mécanisme de l'arrachement, dans ce cas, comporte bien les trois éléments, dont nous avons parlé plus haut : — un cylindre, c'est l'arbre de transmission ; — une corde fixant le membre sur le cylindre, c'est la courroie enroulée et enserrant le membre dans ses spires ;—un puissant et irrésistible mouvement, d'où résulte l'arrachement.

Bien que la pièce anatomique ait été perdue, un point important résulte de cette observation : c'est la fracture. Ici en effet, comme dans les observations IX et X, les ligaments articulaires ont tenu bon, tandis que l'os a été fracturé. La séparation du squelette s'est faite, dans la continuité et non dans la contiguité. Ce détail est ici plus intéressant à noter, à cause de la débilité relative des ligaments de l'articulation scapulo-humérale.

MM. les Docteurs Dezwarte et Blanckaert ont observé une série de faits très analogues dans leur service chirurgical de l'Hôpital civil de Dunkerque.

Obs. XIX (*Communication orale*). — Un nommé Prudhomme, âgé de 15 à 16 ans, est entraîné entre une courroie et un arbre de transmission. Il est dégagé tout aussitôt et transporté à l'hôpital.

M. Dezwarte l'examine lui-même sans aucun délai et trouve le membre presque totalement arraché. Il n'y a plus ni peau, ni tendon, ni artère, ni pièce squelettique : la seule partie qui soit conservée est un nerf.

La section de ce nerf est pratiquée ; le moignon est régularisé comme dans le cas précédent.

La guérison est rapidement obtenue.

Cet homme est actuellement chanteur ambulant.

Le fait de la résistance d'un cordon nerveux après la rupture de toutes les autres parties du membre est incontestablement étrange.

L'expérimentation a démontré comment il serait injuste de conserver le moindre doute relativement à cette observation du consciencieux chirurgien en chef de l'hôpital civil de Dunkerque.

On connait les « *expériences sur la réduction des luxations de l'épaule, pour déterminer les lésions, qui peuvent survenir dans des tractions trop violentes,* » expériences faites par Gerdy, en 1843, à la Charité. (1).

La résistance relative de certains nerfs du bras est démontrée par la seconde de ces expériences.

Le 10 mai 1843, le cadavre d'une femme de 73 ans est fixé... à une table. Une anse, formée par une forte corde, est fixée autour du coude ; l'avant-bras est fléchi sur le bras ; les tractions d'un aide amènent une tension très forte dans la partie supérieure du bras. Les aponévroses, le nerf cutané interne, le nerf radial, sont fortement tendus ; l'artère humérale l'est aussi très fortement .....

Sous l'influence des tractions de deux aides, on entend des ruptures s'accomplir profondément à la partie supérieure de la poitrine. Alors, à la dissection, le muscle grand pectoral est trouvé déchiré presque en entier, dans son faisceau sternal ; le muscle petit pectoral présente quelques petites déchirures, les nerfs et les vaisseaux thoraciques en offrent quelques autres.

Trois aides continuant à tirer sur le membre au moyen d'une mouffle, le petit pectoral se rompt complétement, et, avec lui ,une partie des nerfs et des vaisseaux thoraciques ; les autres parties sont très fortement tendues.

Quatre aides tirent alors sur le membre : il se fait de nouvelles solutions très profondes, *l'artère humérale se rompt* au niveau des racines du nerf médian, l'écartement qui résulte de cette déchirure, est à peu près de cinq centim.; *les nerfs circonflèxe et cutané-interne des veines nombreuses sont également divisées.* La capsule, les muscles du bras, les *autres nerfs* du bras *sont très fortement tendus, mais on n'y trouve pas de déchirure :* Le scapulum s'étant enfin séparé de l'extrémité externe de la clavicule, on s'en tint là.

On l'a remarqué dans cette expérience du prof. Gerdy, deux

(1) *Journal de Chirurgie de Malgaigne.* Paris, 1843, t. I, p. 233.

éléments ont seuls résisté (1) : les nerfs et les muscles du bras. La flexion préalable de l'avant-bras sur le bras suffit pour expliquer la préservation des muscles ; mais elle nous paraît insuffisante pour rendre entièrement compte de la conservation intacte de ces nerfs.

La pratique des élongations, préconisée de nos jours, a d'ailleurs fait preuve de la résistance des nerfs aux efforts de tractions.

Voici d'ailleurs un fait assez analogue.

Obs. XX (*Journal de médecine de Bordeaux*, *décembre* 1846). — Un mécanicien, âgé de 42 ans, était occupé à huiler sa machine, lorsqu'un des rouages vient tout à coup lui saisir le membre thoracique droit.

L'avant-bras fut arraché à l'union de son tiers supérieur et de ses deux tiers inférieurs : un coup de ciseaux suffit pour achever la séparation. *Les nerfs médian et cubital maintenaient* seuls *la connexion entre les deux parties de l'avant-bras.* — En outre, il y a une plaie étendue à l'aisselle ; il existe un vaste lambeau, comprenant les téguments de la partie antérieure de l'épaule ; en le soulevant, on constate la rupture du tendon du muscle grand pectoral : ce même muscle est broyé. L'attrition subie par les autres parties molles, qui entourent l'articulation de l'épaule, permet de constater, à l'aide du doigt porté dans les insterstices musculaires, que la cavité articulaire est intacte.

Il n'y a pas d'hémorrhagie au moment de l'entrée du blessé à l'hôpital St-André de Bordeaux, cet homme a, dit-on, perdu beaucoup de sang.

En présence de ce double effet traumatique, l'indication parut formelle : le désordre des parties molles périarticulaires ne permettait pas de songer à l'amputation du bras dans la continuité ; la désarticulation scapulo-humérale fut faite par M. le Docteur Soulé, chirurgien

---

(1) Les pièces squelettiques sont ici hors de cause. Dans une traction pure et simple, la fracture, (que nous considérons comme une sorte de condition préalable de l'arrachement), la fracture ne peut se produire. Il en est tout autrement dans l'enroulement brutal autour d'une poulie ou d'un arbre de couche.

de l'hôpital Saint-André, par la méthode ovalaire à deux lambeaux, l'un interne, l'autre externe, la plaie fut, le plus complétement possible réunie par première intention.

Plusieurs points des lambeaux furent frappés de gangrène, ce qui empêcha la réunion de se faire dans toute leur étendue.

Un érysipèle vint, vers le 25me jour, modifier défavorablement la marche de la cicatrisation, qui ne fut complète que deux mois après l'opération (1).

Cette même observation indique pour l'arrachement du bras un mécanisme, qui est précisément celui-là même que nous avons cru devoir écarter plus haut, lorsqu'il s'agit d'arrachement des doigts.

Grâce à la courtoisie des deux industriels intéressés, et à la bienveillante intervention de M. le Docteur Blanckaert, nous avons pu reconnaître dans l'usine, sur les lieux mêmes de l'accident, le mécanisme de l'arrachement dans les deux cas suivants.

Nous avons ainsi les éléments nécessaires pour élucider avec la plus grande vraisemblance le point demeuré obscur dans notre dernière observation.

OBS. XXI (*Communication orale de M. Blanckaert*). — En 1880, un garçon de 19 ans devait replacer une courroie sur une poulie placée au-dessus d'un métier à préparation dans une filature de jute. Au lieu de se servir de la perche spécialement destinée à cet usage, il trouve plus simple de monter sur le métier et de replacer la courroie à l'aide de la main. Tout-à-coup il est entraîné. On ne sait s'il est ou non passé par dessus l'arbre de transmission. On constate seulement que le bras est séparé du corps. Celui-ci est retombé de l'autre côté du métier ; le bras est retrouvé sur le dessus du métier, précisément à l'endroit où ce malheureux venait de se tenir debout.

Le blessé n'a pas perdu connaissance ; mais il est profondément ému, quelque peu affaissé, incapable de faire un pas. Il est transporté

(1) D'après le résumé du *Bulletin de Thérapeutique*, t. XXXII, p. 80.

hors de l'atelier assis sur une chaise et immédiatement après à l'hôpital civil, après avoir reçu toutefois les premiers soins de M. le
Docteur Blanckaert, chirurgien de la filature.

M. Dezwarte, aidé de M. Blanckaert, régularise la plaie sans
recourir au chloroforme et après avoir fait administrer la potion sti-
mulante, qu'ils emploient constamment, quand le blessé est dans le
shock (teinture de cannelle, 20 gr.; sirop d'écorces d'oranges amères,
30 gr.; acétate d'ammoniaque, 4 gr.; vin généreux, 100 gr.). Aucun
incident ne survient pendant les premières heures.

Malgré tous les réconfortants, les toniques stimulants, la prostra-
tion du blessé persiste et il succombe le 3e jour.

Obs. XXII (*Communication orale de M. Blanckaert*). — Dans le
même établissement, en 1881, un homme, âgé d'une quarantaine
d'années, répare une courroie pendant la marche, tandis que cette
courroie repose, non sur la poulie, mais bien sur l'arbre de couche (1).
Tout à coup, l'homme est enlevé; son corps est entraîné, tourne
autour de l'arbre de transmission. Un ouvrier, témoin de l'accident,
court à la sonnerie d'alarme : la machine est aussitôt arrêtée. On
dégage le malheureux blessé. M. le Docteur Blanckaert, appelé
immédiatement, lui donne les premiers soins, et il ordonne qu'on
le transporte à l'Hôpital civil.

Le bras est encore contenu dans la manche des vêtements. Il n'est
cependant retenu que par un lambeau de peau, que l'on sectionne
aussitôt. MM. Dezwarte et Blanckaert, constatent à ce moment que
le fragment supérieur de l'humérus est fracturé dans le sens longitu-
dinal, jusque dans l'articulation de l'épaule. En présence de cette
facture intra-articulaire, M. Dezwarte, ne se borne pas à la régularisation de la plaie, comme il l'a fait dans les autres cas : il pratique la
désarticulation scapulo-humérale. Aucun incident ne survient pendant
le cours de l'opération ; mais on trouve des délabrements étendus.

Dès les premiers jours, surviennent des fusées purulentes, dans et
sous les muscles pectoraux d'une part, sous l'omoplate d'autre part.

Sur ces entrefaites se développent successivement les différents
signes de l'infection purulente : le blessé succombe vers le 8e jour.

---

(1) Cette réparation aurait dû être faite, non pas pendant le travail, mais bien
pendant l'heure du repas, alors que la machine est arrêtée.

Après ces faits, nous aurions voulu en placer un autre; mais nous manquons malheureusement des détails de cette observation de Billroth.

Ce chirurgien aurait vu succomber rapidement un garçon de 14 ans, qui avait eu le bras droit arraché par une roue de machine. (Jules Rochard, p. 115.)

Les deux faits que nous venons de résumer suffisent d'ailleurs pour élucider le point du mécanisme de l'arrachement du bras.

Dans ces deux cas, la vitesse de l'arbre de transmission, et par conséquent aussi de la poulie, était de 100 à 120 tours par minute. C'est aussi la vitesse de la poulie folle, dont il s'agit dans l'observation suivante.

Ici la patiente ne peut fournir aucun renseignement et il n'y a eu qu'un seul témoin de l'accident : c'est une toute petite fille, qui a pris précipitamment la fuite, en poussant des cris effarés. Deux faits sont toutefois bien établis : c'est d'une part que le métier a été trouvé arrêté aussitôt après l'accident et qu'il était préalablement arrêté, puisque, sur ce même métier, une autre ouvrière faisait un travail (changer les bobines), qui comporte l'arrêt préalable ; — c'est d'autre part que la blessée a été trouvée assise sur le sol à l'extrémité du métier, où se trouve la poulie folle, tandis que son bras aurait été ramassé près de celle-ci.

Il est dès lors très vraisemblable que la courroie, passant sur la poulie folle (seule partie du métier alors en mouvement), aura saisi le membre et l'aura entraîné, comme on l'a vu dans les deux cas précédents.

Quoi qu'il en soit, voici le fait. Nous devons à la courtoisie généreuse de nos deux honorables et bienveillants collègues de la Compagnie du Nord, la faveur de l'avoir observé et suivi en détail à l'Hôpital civil de Dunkerque.

Obs. XXIII. — Le 12 janvier 1884, la fileuse de jute T...., Marie, 17 ans, a le bras gauche arraché à l'extrémité d'un métier à

4

filer, que l'on trouve arrêté, le mouvement de la machine se perdant par conséquent sur la poulie folle. Il n'y a pas d'hémorrhagie importante.

La pièce anatomique permet de reconnaître une fracture comminutive de l'humérus, l'un des fragments ayant un bord enclavé dans la cavité médullaire de l'autre. Les tendons, ou plutôt les aponévroses, qui constituent le point de départ des tendons du triceps d'une part, du brachial antérieur et du biceps d'autre part, sont mises à découvert, tout en conservant sur leurs bords des débris de tissu musculaire. Les muscles eux-mêmes sont sectionnés avec une netteté relative. Les nerfs sont très allongés, surtout le cubital. L'artère humérale, terminée en une pointe effilée, se retire très aisément et dans une étendue de 12 centimètres de sa gaîne celluleuse. Enfin la peau est sectionnée avec une grande netteté, sans aucune mâchure (1).

Fig. 6.

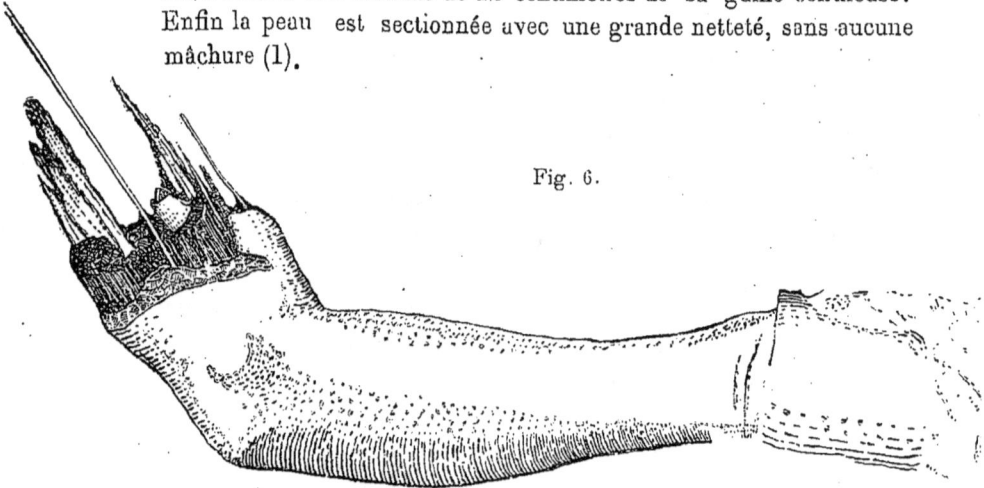

Vers la partie antérieure seulement, on trouve un petit lambeau de peau recoquevillé en dedans. Une seule ecchymose est facilement accessible dans la gaîne celluleuse en avant du biceps ; elle est d'ailleurs très peu étendue.

On transporte aussitôt la blessée à l'hôpital civil de Dunkerque

(1) Ce détail suffirait, au besoin, pour écarter l'idée d'un coup d'engrenages, comme on l'a proposé pour interpréter le mécanisme de cet accident, accompli sans témoin véritable.

(salle des femmes blessées, n° 13), où elle reçoit immédiatement les soins de M. le Docteur Dezwarte, chirurgien en chef, et de M. le Docteur Blanckaert, chirurgien-adjoint. La blessée est dans un état de shock peu alarmant (*potion cordiale*). On ne donne pas de chloroforme

Le nerf médian, qui fait une saillie de 10 à 12 centimètres, est immédiatement sectionné ; puis un autre nerf, qui proémine de même. Au moment de chacune de ces deux sections, la patiente accuse une douleur très manifeste, mais de courte durée. — La régularisation de la masse charnue est faite ensuite dans une étendue de 6 à 8 centimètres. — A l'aide de la scie à amputation, une longueur de 10 centimètres de l'humérus est enlevée. — La peau, nettement tranchée par le traumatisme laisse en un seul point une saillie de 5 sur 6 centimètres environ, qui nuit à la régularité nécessaire du moignon. Cette portion est excisée. Une ligature de précaution ayant été préalablement faite sur l'humérale, trois autres ligatures sont nécessaires après la section de la masse charnue : toutes sont faites à l'aide de la soie phéniquée. Un drain est placé au fond de la plaie et une dizaine de points de suture au fil de lin rapprochent la lèvre antérieure de la postérieure. Le pansement se compose d'un linge fenêtré, imbibé d'huile phéniquée, puis d'un large gâteau de charpie, maintenu par une compresse et une bande sèches.

Le 16, le moignon est peu tuméfié, à peine sensible à la pression. L'état général est satisfaisant. Même pansement.

Le 18, il y a moins de tuméfaction. Le pus sort assez librement par les divers pertuis des fils de suture, un peu aussi par les parties intermédiaires. Le drain n'est cependant pas obstrué : le pus s'en écoule manifestement. Il y a un peu d'empâtement dans la moitié inférieure du moignon, surtout en avant. La sensibilité à la pression n'est guère plus grande. L'état général de la blessée demeure satisfaisant.

Sur l'invitation de mes bienveillants confrères, j'applique le pansement listérien, avec la modification signalée plus haut.

Le 21, la plaie a très bon aspect ; mais les sutures n'ont pas tenu. La suppuration est copieuse, mais sans fétidité importante. Le pansement listérien est renouvelé.

Le 23, même situation, même pansement.

Le 25, les derniers points de suture sont enlevés. Deux fils de ligature sont éliminés. La plaie bourgeonne sur toute sa surface et d'une manière uniforme. Un petit gâteau de gaze phéniquée, imbibée de la solution normale (2 1/2 %) est placé en avant et un autre en arrière des deux lèvres de la plaie. Ils sont tous deux ramenés en bas au moyen de quelques tours de bande dans le but de rapprocher les deux lèvres. Le reste du pansement est fait comme de coutume.

Le 3 février, les petits gâteaux de gaze phéniquée n'ont pas donné le résultat cherché ; ils ont paru causer une certaine irritation de la surface suppurante, et ont été abandonnés.

Une petite phlyctène a été trouvée une fois à la partie supérieure du moignon ; elle est d'ailleurs en pleine voie de guérison.

La plaie conserve son bon aspect et se rétrécit sensiblement.

Ce fait ne saurait rien apprendre au point de vue du mécanisme de l'arrachement du bras. Nous n'y insisterons pas.

Il confirme les indications données antérieurement par MM. Huguier, Debrou, A. Masse, au sujet de la lésion des nerfs. C'est évidemment à cette lésion qu'il convient d'attribuer les troubles trophiques tardifs, que nous avons signalés dans notre observation XVIII.

Tous ces derniers faits indiquent, en outre, combien il faut revenir de l'opinion des auteurs, portés à croire que l'arrachement se fait ordinairement dans la contiguïté et exceptionnellement dans la continuité des membres.

Enfin cette observation XXIII est un remarquable témoignage de la très grande netteté de la section cutanée ; elle montre comment les délabrements sous cutanés laissent peu de probabilités en faveur de la réunion par première intention, quels que soient d'ailleurs le soin et le nombre des points de suture.

Que doit faire le chirurgien dans ces circonstances ? telle est la question posée le 27 mars 1872 à la *Société de Chirurgie* de Paris par l'honorable docteur Debrou, chirurgien en chef de l'hôpital d'Orléans.

Aucune réponse n'ayant été faite à cette époque, nous croyons pouvoir tirer de toutes nos observations et aussi des critiques de nos bienveillants confrères, les conclusions thérapeutiques suivantes : la logique des faits rend toute discussion superflue.

1º L'amputation n'est pas indiquée : les faits de guérison, sans amputation proprement dit, en sont la preuve ;

2º Il suffit parfois d'appliquer sur la plaie un lambeau de peau, comme on l'a fait dans l'observation XVIII ;

3º Il est le plus souvent indiqué de régulariser la plaie par la section des nerfs et autres parties molles, et par la suppression d'une certaine portion du squelette. La suture peut être essayée sans danger ;

4º Lorsque le fragment supérieur est fracturé jusque dans l'articulation placée au-dessus, il est indiqué de faire plus qu'une régularisation et de pratiquer la désarticulation.

IX.

Si, après avoir groupé les faits d'arrachement du membre supérieur, nous cherchons à rassembler ceux qui se rapportent à l'autre, nous ne rencontrons aucun fait analogue à la fameuse observation de Bénomont (1).

Le fait le mieux observé pour le membre inférieur paraît être celui, dont l'observation a été presentée par M. le Dʳ Debrou, d'Orléans, à la *Société de Chirurgie* de Paris (séance du 27 mars 1872) (2).

---

(1) Un enfant de 9 à 10 ans, fort vif, ne connaissoit point de plus grand plaisir que de monter derrière les carrosses. En ayant trouvé par hasard un à six chevaux, sans domestique derrière, l'occasion lui parut trop belle pour la manquer ; mais s'y prenant mal pour monter, le malheur voulut qu'une de ses jambes passât au travers des rayons de la roue ; la voiture allant grand train, et entraînant rapidement la jambe avant que l'enfant pût se débarrasser, celle-ci fut arrachée et séparée du genou, elle tomba dans la rue, et l'enfant, par une position singulière du reste du corps, resta, pour ainsi dire, cramponné derrière le carrosse ; le cocher qui ne sçavoit point ce malheur, et qui alloit fort vite, fit encore faire environ deux cens pas de chemin à son carrosse avant d'arrêter. (*Mém. de l'Acad. royale de Chir.* II, 79.)

(2) *Bull. de la Soc. de Chir. de Paris*, 3ᵉ série, I, 141. — *Gaz. des hôp.* du 16 mai 1872, p. 441.

Obs. XXIV. *Arrachement du pied avec les tendons des muscles de la jambe et avec le nerf tibial postérieur.* — Le 2 mars 1872, Boitard Constant, âgé de 18 ans, travaillait dans un moulin à papier ; il était monté sur des poutres pour graisser le moyeu de la roue pendant que celle-ci marchait, (contrairement à la règle qui prescrivait de ne faire ce graissage que quand le mouvement est arrêté). En avançant sur les poutres, il marcha sur une planche non fixée, sentit que son pied droit glissait et tout aussitôt embrassa, pour se retenir, une pièce de bois dite ferme, contre laquelle il se trouvait debout.

Le pied droit, enveloppé d'une chaussette et logé dans un sabot, s'engagea dans l'air ou le vide de la roue qui tournait horizontalement, de gauche à droite, avec une vitesse de 90 tours par minute ; et l'un des quatre rayons, (en fonte, comme la roue elle-même), faucha le pied en quelque sorte au-dessous des deux chevilles. Le sabot, presque intact, tomba sur le sol, contenant le pied avec des muscles sanglants. L'enfant fut trouvé debout, collé contre la ferme, qui avait retenu son corps et l'avait empêché d'être entraîné dans le mouvement circulaire.

L'accident était arrivé à 8 heures du matin. A 9 heures, le blessé entrait à l'hôpital d'Orléans (distant de 5 kilomètres) (1).

Le pied était désarticulé à peu près comme dans la désarticulation tibio-tarsienne.

L'astragale tenait encore au tibia par des brides ; sa tête était en partie *séparée* par une *fracture.* Il y avait aussi une *fracture* linéaire et transversale entre les deux surfaces articulaires supérieures du calcanéum.

La peau était coupée presque circulairement au-dessous des deux malléoles, par une ligne dentelée, inégale mais sans lambeaux et assez régulière.

Le malade avait perdu peu de sang ; il était refroidi et pâle, surtout à cause de l'émotion et de la douleur. Il montrait beaucoup de courage.

---

(1) Le sabot présentait seulement une fente longitudinale sur son bord interne ; sa bride, en cuir et assez large, n'était ni détachée, ni déchirée.

La chaussette avait une ouverture large et irrégulière à son côté externe, était encore plus déchirée en dedans et vêtissait encore le pied.

A la peau de la jambe, il n'y avait rien.

A la cuisse, outre des marques de frottement et des éraillures d'épiderme, on voyait à 6 centimètres au-dessus de la rotule, une plaie étroite, saignante. Le membre était gonflé à ce niveau, très douloureux, et on y trouvait une mobilité, qui donnait la certitude d'une fracture du fémur.

M. Debrou agrandit un peu, avec le bistouri, la boutonnière de la peau; il explora avec le doigt, et reconnut, à travers des muscles déchirés, que l'os était fracturé un peu au-dessus de la poulie articulaire et qu'il y avait des esquilles. — Dans cet état des choses, il n'hésita pas sur la conduite à tenir et déclara qu'il fallait faire immédiatement une amputation de cuisse. MM. les Drs Brechemier et Bouglé, partagèrent son avis. L'amputation par la méthode circulaire fut faite immédiatement.

Description des parties arrachées :

Os : — La fracture de l'astragale est indiquée plus haut. La malléole interne présente un éclat mince, d'un centimètre de côté, n'intéressant qu'une partie de son épaisseur et tenant encore au périoste. La malléole externe est intacte, ainsi que toute la surface cartilagineuse de l'articulation. L'écrasement et la désarticulation de l'astragale ont permis à la mortaise, formée par le tibia et le péroné, de ne pas éclater.

Muscles. — Presque tous les muscles de la jambe sont arrachés avec leurs tendons et fixés au pied.

La partie extraite du jambier antérieur mesure 34 centimètres en y comprenant, avec le tendon, la partie charnue, qui est forte et renflée.

L'extenseur commun des orteils, dont les fibres charnues descendent très bas et jusqu'au lieu ordinaire de leur implantation, mesure 37 centimètres.

L'extenseur propre du gros orteil mesure 29 centimètres.

La partie charnue de ces muscles est déchirée, effilée ; leurs tendons ont leur insertion osseuse au pied intacte. Les gaines fibreuses, dans lesquelles ils passent sur le dos du pied, sont intactes.

Le faisceau musculaire, formé par le soléaire et les deux jumeaux, n'a pas été arraché avec le pied. Il est intact avec le tendon d'Achille, dont *l'adhérence calcanéenne a cédé en entraînant une couche très mince de tissu osseux*. Le petit tendon du plantaire grêle est seul resté adhérent au calcanéum ; il est rompu à une hauteur de 5 centimètres.

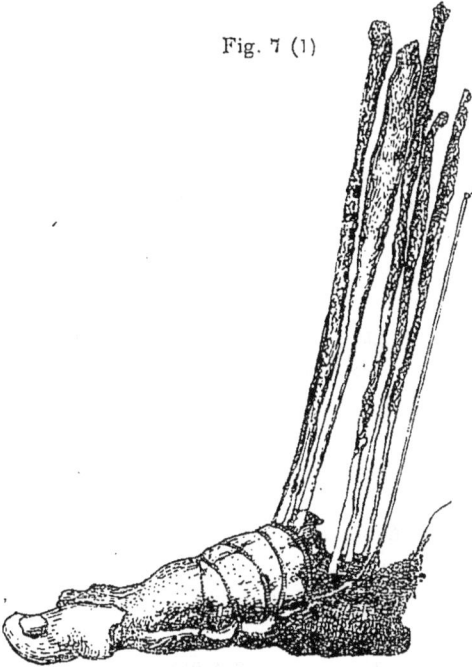

Fig. 7 (1)

Le jambier postérieur, le fléchisseur propre du gros orteil, le fléchisseur commun des orteils sont arrachés, tendons et fibres musculaires. Le premier à 35, le second 30, le troisième 31 centimètres (2).

Les péroniers latéraux n'ont pas été arrachés, leurs tendons ont été coupés par une section nette, (comme avec des ciseaux), juste au niveau de la coulisse, où ils passent derrière la malléole externe. Cela suppose et prouve même que le rayon de la roue, qui a fauché le pied, en frappant juste au niveau de la malléole péronière, a, de son premier choc, coupé les deux tendons ensemble. A la vérité, on ne trouve

---

(1) Sur la proposition de M. le Docteur Debrou, cette figure a été refaite d'après la photographie, dont il a eu la bonté de se dépouiller en notre faveur. Nous lui en exprimons publiquement tous nos remerciements. Le dessin, qui a paru dans les *Bulletins de la Société de Chirurgie* et aussi dans la *Gazette des hôpitaux*, n'a pas été conservé par l'éditeur.

(2) Toutes ces longueurs, soit pour les muscles antérieurs, soit pour les postérieurs, ont été prises du point de section de la peau, au pied, au dessous des malléoles jusqu'à l'extrémité la plus élevée. On a vu qu'elles donnent 35 et même 37. La longueur des os de la jambe chez cet enfant, mesurée depuis le bord antérieur de la surface articulaire inférieure jusqu'à l'épine antérieure du tibia, ne donnait que 35. Il y a donc une différence en plus pour les tendons.

aucune fracture, ni coupure sur la coulisse ostéo-fibreuse, où passent ces tendons. Mais leur section nette par la barre de fonte est le seul moyen d'expliquer le non-arrachement des deux muscles, qui sont restés en place.

Nerfs. — Le nerf sciatique poplité interne ou tibial postérieur est arraché avec le pied : il est déchiré à une hauteur de 24 centimètres au-dessus du calcanéum.

Les artères sont déchirées par une section irrégulière. La tibiale postérieure est rompue au niveau de la malléole interne ; la tibiale antérieure est rompue au devant de l'articulation tibio-tarsienne, à côté du nerf tibial antérieur, qui est déchiré aussi à ce niveau.

Les veines sont déchirées comme les artères et à la même hauteur.

Si l'on veut apprécier à peu près quel a été le volume des fibres musculaires arrachées avec les tendons, on peut estimer ce volume à presque la moitié ou au moins au tiers des fibres musculaires totales pour chaque muscle. En disséquant la partie restée en place et adhérente aux os et au ligament interosseux, on trouve partout des ecchymoses et de petits épanchements de sang noir, résultant de la rupture des vaisseaux.

Le ligament interosseux n'a pas été déchiré (1).

Le 27 mars le blessé est en bonne voie de guérison et M. Debrou écrit à la *Société de chirurgie* qu'il espère pour bientôt la guérison de cette amputation de cuisse.

On sait que cet espoir fut confirmé peu de temps après.

Cette remarquable observation est complétée par des expériences de M. Debrou, (d'Orléans) ; elles se rapprochent de celles du même auteur, présentées le 26 mai 1852 à la *Société de chirurgie* (2) et relatives aux arrachements des doigts ou des orteils.

---

(1) Au total, tous les tendons ont été arrachés avec leurs muscles, à l'exception : 1° du tendon d'Achille, parce que son insertion calcanéenne a cédé et s'est détachée en *emportant la couche osseuse* superficielle ; 2° des péroniers latéraux, parce que leurs tendons, pris entre une barre de fer et une surface osseuse résistante, ont été coupés.

(2) *Bull. de la Soc. de Chir.*, II, 594.

En arrachant le pied au moyen de moufles. M. le Dr Débrou a arraché tous les muscles extenseurs propre et commun, les jambiers antérieur et postérieur, le fléchisseur propre du gros orteil , le fléchisseur commun et les deux péroniers latéraux.

Dans un cas, il a même arraché le muscle soléaire et les deux jumeaux avec le tendon d'Achille.

Toujours aussi, il a arraché 25 ou 20 *centimètres du nerf tibial postérieur*, ainsi que cela a eu lieu chez le jeune Boitard Constant. Ce résultat expérimental, concordant avec un fait clinique, prouve que *l'arrachement de ce nerf accompagne régulièrement* l'arrachement des tendons.

Sur le côté anatomique de cette question des arrachements, il est acquis depuis longtemps que les tendons résistent et que les fibres musculaires se rompent plus ou moins près de leur insertion sur le tendon.

On sait de même la forme d'hémostase du côté des artères et le peu d'importance des lésions des veines.

M. le Dr Debrou a confirmé les observations d'Huguier et de quelques autres relativement à l'état des nerfs. Notre observation XXIII vient encore à l'appui de ce point spécial. Mais rien ne prouve mieux la résistance relative des nerfs que l'observation XIX, dans laquelle la *seule partie conservée est un nerf*, dont l'honorable chirurgien en chef de Dunkerque a fait la section avant toute autre opération.

Il est donc certain, qu'avant de se rompre, les nerfs subissent une importante élongation.

De cette élongation ne peut-il résulter aucun trouble notable? c'est là une question en partie élucidée par les troubles trophiques signalés dans notre observation XVIII.

Sur un autre détail anatomique de la question nous ne saurions partager l'avis de l'honorable chirurgien en chef d'Orléans. Nous voulons parler de la résistance des ligaments articulaires.

Les faits s'accumulent pour montrer que la solution de continuité du squelette se fait par fracture : le tissu fibreux des ligaments résiste, comme résiste le tissu fibreux des tendons. Ce sont les os qui cèdent. Il y a fracture.

Malgré l'opinion de « la plupart des auteurs et notamment de ceux du *Compendium de chirurgie* », de Follin, de M. Blum, etc. M. J. Rochart y insiste (1).

Ce n'est pas à dire qu'une articulation ne puisse être ouverte par un arrachement. Nous avons relaté des faits de ce genre. Mais là même les ligaments résistent. Loin de se rompre, ils conservent la parcelle d'os, sur laquelle se faisait leur insertion, pendant que le reste de l'os est violemment entraîné par l'arrachement. C'est absolument comme pour l'observation de M. Debrou, au sujet de l'arrachement du tendon d'Achille : « l'insertion calcanéenne a cédé et s'est détachée en emportant la couche osseuse superficielle. »

Pour terminer ces considérations d'ordre anatomique, notons encore l'état assez intact de la peau, sans mâchure, sans ecchymose de grande importance. La section des téguments est d'une remarquable netteté. Aucune partie ne subit la gangrène secondaire, comme il arrive aux plaies contuses, par broiement, par écrasement, et autres analogues.

---

(1) L'honorable inspecteur du service de santé de la marine justifie son jugement en ces termes : « La fracture des os est signalée dans la plupart des observations que nous avons consultées. L'omoplate était rompue en travers chez Samuel Wood ; la plupart des os du carpe étaient brisés dans l'observation d'Huguier ; chez la femme dont l'avant-bras avait été arraché pendant les efforts de réduction, la partie supérieure de l'olécrâne était restée appendue au tendon du triceps, tandis que la moitié postérieure du condyle de l'humérus, l'épicondyle et une portion de l'épitrochlée, adhéraient aux muscles de l'avant-bras. Les malléoles sont le plus souvent arrachées avec le pied, et, lorsqu'il s'agit des doigts, les phalanges sont souvent fracturées. » *Nouveau Dictionnaire de Méd. et de Chir. pratiques*, 1880, XXVIII 144.

X.

Au sujet du mécanisme de l'arrachement, M. Debrou fait une observation, qu'il suffit de reproduire.

Chez le jeune Boitard, la contraction musculaire a été nulle et complétement étrangère à l'accident. Ce pauvre jeune homme avait le pied descendu dans le vide et l'effort, qu'il a fait pour se coller contre une pièce de bois, tout en se propageant un peu dans la totalité du corps et dans le membre suspendu, n'a pu et n'a dû avoir aucune part à l'arrachement.

Sur ce point spécial du mécanisme de l'arrachement, nous avons entendu plusieurs confrères se demander comment l'entraînement par un arbre de transmission, — (dont les cas semblent se multiplier, comme on l'a vu dans le chapitre précédent), — peut donner deux résultats si différents, soit l'arrachement d'un membre, soit la mort violente du sujet saisi.

Quand on cherche une interprétation, on remarque tout d'abord ceci : une vitesse notablement inférieure à cent tours par minute ne cause pas d'accident : elle laisse la possibilité de dégager le membre saisi et d'éviter l'entraînement.

Si la vitesse est de cent tours au minimum par minute, de deux choses l'une : ou bien un obstacle s'oppose à l'entraînement de tout le corps, et alors il y a arrachement; — ou bien il n'y a aucun point d'arrêt pour limiter l'entraînement à une partie du corps, et le sujet se trouve tout entier entraîné dans l'espace. Il ne reste plus alors qu'une seule chance d'éviter la mort immédiate, c'est que le poids du corps soit assez considérable pour donner une grande importance à la force centrifuge et faire un arrachement, qui sacrifie un membre pour conserver la vie.

Nous mettons hors de cause le mécanisme signalé dans la dernière observation de M. Debrou. Suivant la judicieuse expression de l'auteur, le pied a été vraiment « *fauché* ».

Lorsque l'arrachement s'accomplit, il y a donc un motif qui limite l'entraînement : tantôt le reste du corps est retenu par une partie fixe du métier ou de l'atelier, tantôt le blessé prenant un point d'appui immobile résiste à un entraînement plus complet, tantôt le blessé retire avec une vigoureuse énergie la partie du membre engagée, tantôt enfin le poids du corps suffit à constituer la résistance qui limite la mutilation.

Nous avons donné précédemment la preuve des premières alternatives ; il nous reste à justifier la dernière.

Obs. XXV. — (*Clinique de M. le prof. U. Trélat à l'hôpital Necker*). — Une machine à compression est tombée de telle façon, qu'il s'est produit à la fois écrasement et section *par arrachement* des quatre premiers orteils. La section s'est faite circulairement, laissant absolument indemne le cinquième orteil. Pour que pareil accident ait pu avoir lieu, il faut qu'il y ait eu, au moment où la machine frappait le pied, une sorte de recul violent et instantané du pied cherchant à échapper au traumatisme.

Il y a : 1° arrachement des muscles extenseur et fléchisseur propres du gros orteil ; 2° section à ras des tendons du second orteil ; 3° pour le troisième et quatrième orteils, arrachement partiel de quelques fibres musculaires du fléchisseur ; 4° séparation complète de toute la partie antérieure du pied, le cinquième orteil excepté.

Aussitôt après l'accident, on fait un pansement simple et l'irrigation continue.

Aucune douleur n'existe, ni dans le pied, ni dans la jambe. La plaie seule cause un peu de douleur. — M. Trélat la traite par le pansement phéniqué humide, en lui laissant suivre son évolution naturelle, sans toucher, pour le moment, aux métatarsiens, dont la tête reste à nu.

La suite de l'observation n'a pas été publiée (1).

L'arrachement proprement dit est ici limité au gros orteil. Il en serait autrement dans l'observation de M. Talin, que nous ne croyons pas devoir reproduire *in-extenso* puisque rien ne la rapproche de la pratique des établissements industriels (2).

L'arrachement limité au gros orteil est parfois observé, d'une façon absolument typique. Témoin le fait suivant :

Obs. XXVI. (*Communication orale de M. le Docteur Vincent, d'Armentières.*) — Un homme se tenait près d'une machine, dont une pièce en forme de tige monte alternativement et descend pour pénétrer dans le sol de l'atelier. Cet homme place inconsidérément le pied sur le trou pratiqué dans le sol, au moment où la tige est montée. Au moment où celle-ci descend, le gros orteil est enlevé nettement et avec lui un tendon long de 12 à 15 centimètres.

Il n'y a pas de douleur importante. L'hémorrhagie est minime. La plaie est régularisée.

Après diverses complications, qu'il n'y a pas lieu de relater, la guérison est obtenue.

Une observation très analogue a été faite par un autre

---

(1) *Gaz. des hôp.* du 28 juin 1881, p. 586.

(2) Résumé. — Une dame, 65 ans, reçoit, de la hauteur du 3e étage, une lourde pierre sur le pied. Talin « trouve dans son soulier les trois orteils du milieu entièrement séparés du métatarse et fracturés à la base des premières phalanges. Une portion des tendons fléchisseurs longue de près de trois travers de doigt, séparée du reste et comme arrachée, y tenoit. » Le gros orteil était incomplètement arraché : Talin acheva la séparation de ce débris. Après quelques accidents, sommairement relatés, la guérison fut obtenue le 48e jour. (*Mém. de l'Acad. royale de Chir.* Paris, 1769, II, 80.)

confrère, qui ne nous a pas dit les détails. Aucune complication n'étant survenue, la guérison fut rapidement réalisée.

Les arrachements au membre inférieur semblent donc plus rares dans les établissements industriels qu'à bord des navires (1).

---

(1) Chez les gabiers, les matelots du pont, les timoniers et généralement chez les marins de service sur le pont, « il faut constater la grande fréquence des écrasements.

« Partout où, dans une poulie, passe et se meut avec rapidité une corde attachée à un poids très lourd ou tirée avec force, ces accidents peuvent se produire ; tantôt il y a choc et écrasement proprement dit ; d'autres fois, il y a lamination, section ou *arrachement*.

« A cet égard, la manœuvre qui consiste à descendre les embarcations à la mer, est celle qui expose le plus à ces lésions. » (Professeur Alexandre Layet, de Bordeaux, *loco citato*, pp. 383-384.)

XI.

Pour rares que soient ces faits, il n'est pas moins juste de discuter la question de thérapeutique qu'ils soulèvent.

M. le docteur Debrou l'a pensé de la sorte :

« Si le malade m'avait été amené sans la pièce pathologique, écrit-il à la *Société de Chirurgie*, c'est-à-dire sans le pied séparé, en voyant la plaie irrégulière, dépourvue de lambeau et de tout moyen de recouvrir des surfaces articulaires, je me demande quelle conduite j'aurais dû tenir.

» La fracture de la cuisse avec plaie et esquilles, jointe à la lésion du pied, m'a imposé ici une obligation d'amputer la cuisse, qu'aurait faite, je crois, tout autre chirurgien à ma place.

» Mais avec la lésion du pied seule, et sans la pièce, qu'aurait-il fallu faire? je présume que j'aurais été assez disposé à refaire une plaie chirurgicale et à amputer au-dessus des malléoles, par le procédé de Lenoïr. Or, si *j'avais* agi ainsi, que seraient devenues les sept gouttières déchirées, d'où étaient sortis les tendons et les muscles, et dont le sommet remontait jusqu'à la partie supérieure de la jambe. Chacune de ces gouttières aurait été un foyer de suppuration, communiquant avec

5

l'air par la plaie de section, et leur ensemble aurait amené des désordres capables, de compromettre le succès d'une amputation, qui, à elle seule déjà, pour des cas traumatiques, fait mourir souvent. Cependant, aujourd'hui il n'est plus permis d'en douter, après ce dernier et si éclatant exemple, tous les muscles s'arrachent dans une telle plaie, chacun laissant une gouttière, et si même on n'avait pas sous les yeux la partie arrachée, il faudrait regarder *comme certain* un résultat identique à celui dont je donne la description. Alors que faire, surtout en tenant compte de l'arrachement du nerf tibial postérieur dans les deux tiers de sa longueur. On ne voudra pas certainement opérer au-dessus du genou et couper la cuisse ; mais je crois qu'il faut *établir comme règle* qu'il est nécessaire d'**amputer**, et de le faire au-dessus du lieu d'élection à la jambe et **le plus haut possible**. »

Ce précepte, formulé par l'honorable chirurgien d'Orléans, devant la *Société de Chirurgie* de Paris, a été accepté sans discussion.

On sait d'ailleurs que l'amputation a été, non seulement conseillée, mais encore faite pour un arrachement pur et simple, sinon de la jambe, du moins du bras.

Nous ne reviendrons pas sur les considérations de cet ordre, par lesquelles nous avons terminé le chapitre précédent, qu'il nous suffise d'y renvoyer le lecteur.

L'amputation ne s'impose pas d'une façon plus absolue pour le membre inférieur que pour le supérieur.

Sur ce point, l'honorable chirurgien en chef d'Orléans ne saurait trouver mauvais qu'il soit répondu à ses arguments par les faits observés, par les résultats obtenus, tels que nous les avons rapportés, tout à l'honneur de nos bienveillants collègues de Dunkerque.

Les complications inflammatoires de la plaie sous-cutanée peuvent être combattues par les émissions sanguines locales, ainsi qu'on l'a vu plus haut. Nous apprécions médiocrement l'utilité de faire une légère compression sur le trajet de la gaîne du tendon arraché. (Blum.)

Larrey a signalé un tremblement convulsif de la partie lésée, tremblement analogue au spasme du moignon des amputés. Aux prises avec cet accident primitif, dans son cas d'arrachement de quatre orteils, Talin s'en tint à faire maintenir le membre par un élève en chirurgie.

Si nous voulons nous en tenir aux faits acquis et aux points importants, nous pouvons résumer notre thérapeutique des arrachements dans ces deux termes :

L'amputation proprement dite n'est pas nécessaire ; la régularisation de la plaie suffit à prévenir la conicité du moignon.

L'inflammation de la plaie sous-cutanée (complication la plus fréquente) est combattue par les émissions sanguines locales et autres moyens du traitement antiphlogistique.

Le pansement ne comporte rien de spécial. Si nous préférons le pansement listérien simplifié, c'est pour des motifs d'ordre général.

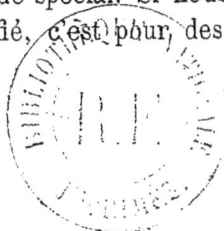

Lille Imp. L. Danel.

www.ingramcontent.com/pod-product-compliance
Lightning Source LLC
Chambersburg PA
CBHW070904210326
41521CB00010B/2050